Eure Herzen kennen im Stillen die Geheimnisse der Tage und Nächte.
Aber eure Ohren dürsten nach den Klängen
des Wissens in euren Herzen.
Ihr wollt in Worten wissen, was ihr in Gedanken immer gewusst habt.

Khalil Gibran

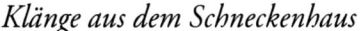

Klänge aus dem Schneckenhaus

Inhalt

Vorwort

Jedes Buch hat seine Vorgeschichte – so auch dieses Buch. In einer Diskussion mit der Autorin über das öffentliche Bewusstsein für Hörgeschädigte und den Bekanntheitsgrad der Cochlea-Implantat-Technologie entstand über mehrere Monate die Idee, ein Buch über Lebensgeschichten von Cochlea-Implantat-Trägern zu schreiben. Die Bereitschaft, sich einer Operation zu unterziehen und das Tragen eines von außen sichtbaren Sprachprozessors sowie der Umgang im täglichen Leben mit dem Cochlea-Implantat sind längst noch keine Selbstverständlichkeit.

Beim Lesen der einzelnen Lebensverläufe wird einem schnell bewusst, dass die Hörbehinderung nie ein Einzelschicksal ist. Die ganze Familie, das Arbeitsumfeld, die Schule sind mit betroffen. Obwohl es sich um so genannte Einzelschicksale handelt, spiegelt dieses Buch die gesellschaftliche Reaktion auf Menschen mit einer Behinderung wider. Ausgrenzung am Arbeitsplatz, Gewalt in der Schule, Einsamkeit und schlichtweg fehlendes Einfühlungsvermögen sind nur einige Beispiele dieser Reaktion.

Der Weg zur Therapie der Hörschädigung ist lang, mit vielen Hindernissen. Vielfach ist es nur den Eltern, Lebenspartnern und dem persönlichen Durchhaltevermögen zu verdanken, dass sich der Zugang zum Cochlea-Implantat eröffnet. In manchen Fällen ist es einfach das pure Glück, oder wenn man so möchte, der Zufall, der den Weg in eine entsprechende Klinik weist.

Menschen mit Cochlea-Implantat sind weiterhin hörgeschädigt und oftmals auf eine gewisse Rücksichtsnahme durch die Gesellschaft angewiesen. Kommunikationsbarrieren müssen auch weiterhin überwunden und technische Probleme bewältigt werden. Insgesamt aber kommen diejenigen, die sich für eine Cochlea-Implantat-Technologie entschieden haben, besser im Alltag zurecht als zuvor. Das Cochlea-Implantat ist zu einem unverzichtbaren Bestandteil des täglichen Lebens geworden, ohne den eine Integration nur schwer vorstellbar erscheint.

Ich wünsche diesem Buch eine große Verbreitung, da es anhand sehr unterschiedlicher Lebensgeschichten die gelungene Integration hochgradig Hörbehinderter in die Gesellschaft aufzeigt und auch Mut macht, einen langen und teilweise beschwerlichen Weg zu gehen.

Walter Schmid
Advanced Bionics
Direktor Deutschland, Österreich, Schweiz

I. Einleitung

In diesem Buch berichten zehn Menschen im Alter zwischen 18 und 65 Jahren über ihr Leben. Gemeinsam sind ihnen die hochgradige Hörschädigung und ihre Entscheidung, sich mit einem Cochlea-Implantat (CI) versorgen zu lassen.

Im Rahmen persönlicher Interviews[1] haben mir fünf Frauen und fünf Männer erzählt, was ihnen zum Zeitpunkt der Befragung in Bezug auf ihr Leben bedeutsam erschien. Wenngleich der Fokus auf die Hörschädigung und die CI-Versorgung gerichtet ist, wird deutlich, dass es Menschen sind, die ebenso wie Nichtbehinderte ihren eigenen Lebensweg gegangen und auf ihre persönliche Art und Weise mit den Herausforderungen des Lebens umgegangen sind. Dabei spielen sowohl Lebensalter und Lebenserfahrungen als auch der Zeitpunkt des Eintretens der Hörschädigung eine Rolle. Eine Behinderung muss nicht zwingend zum Dreh- und Angelpunkt eines Menschen werden, obwohl gerade eine Hörschädigung den Menschen in seinem Grundbedürfnis nach Kommunikation erheblich einschränkt. Die hier vorgestellten Frauen und Männer bzw. die Eltern eines jungen Mannes haben eine Entscheidung getroffen: Sie wollten wieder hören bzw. wollten ihrem Kind Chancen in der hörenden Welt ermöglichen und nahmen dafür einen oder gar mehrere chirurgische Eingriffe in Kauf. In einer hoffnungslos erscheinenden Situation, schließlich sind Innenohrschwerhörigkeiten unheilbar, waren sie mutig und zuversichtlich, wohl wissend, dass auch das Cochlea-Implantat ihnen nicht das normale Hören wiedergeben würde.

So verschieden wie die Menschen und ihre Lebensläufe, so unterschiedlich sind auch die Hörerfolge nach der CI-Versorgung. Im Verlaufe der

---

1 S. Anhang »Methodenbeschreibung«.

Interviews hat sich gezeigt, dass sie alle starke Persönlichkeiten mit positiver Lebenseinstellung sind, die Herausforderungen als solche annehmen und sich ihnen stellen.

Nicht hören können trennt von den Menschen[2] und wer sich nicht mit anderen austauschen kann, ja höchste Schwierigkeiten in alltäglichen Lebenssituationen, z.b. bei Gesprächen am Mittagstisch, beim Einkaufen, im Straßenverkehr usw. erfährt, droht zu vereinsamen. Es sind nicht nur die wichtigen Dinge, die Hörgeschädigte verpassen, sondern auch, und das wird als viel schlimmer erlebt, die vielen kleinen Alltagsgespräche, der Smalltalk, die Nettigkeiten, die dem täglichen Allerlei einen freundlichen Anstrich geben, das Putzsprechen[3] als wichtiges sozialintegratives Verhalten, als sprachliche Bindungspraxis. Wer Hören als große Anstrengung erlebt, entwickelt Vermeidungsstrategien, legt es darauf an, sich auf das vermeintlich wirklich Wichtige und Notwendige zu konzentrieren. Dabei kommen persönlicher Austausch und Geselligkeit oft zu kurz. Die Folge ist häufig der soziale Rückzug, der Rückzug ins Schneckenhaus[4]. Sozialer Rückzug ist verbunden mit Vereinsamung, ein wesentliches Element der Identitätserhaltung und -entwicklung wird gestört: Versteht man Identität als dynamischen Prozess, der sich zusammensetzt aus der Innen- und Außenperspektive des Individuums, dann wird deutlich, dass bei einer schweren Hörschädigung die Außenwahrnehmung, also die Erfassung sozialer Rückmeldungen, gestört ist und infolgedessen auch die Innenwahrnehmung verzerrt wird[5]. Dies umso mehr, als durch Kontaktvermei-

---

2 »Nicht sehen können trennt von den Dingen, nicht hören können trennt von den Menschen«, dieses Zitat wird sowohl Immanuel Kant als auch der taubblinden Helen Keller zugeordnet.

3 Der Begriff »Putzsprechen« wurde von Hartwig W. Claußen geprägt und beinhaltet den sprachlichen Austausch von Höflichkeitsfloskeln, Interessenbekundung, nicht explizit zielgerichteter Kommunikation. In: Hörgeschädigtenpädagogik 28:3 (1974) S. 154 ff.

4 Schneckenhaus steht als Metapher für den Ort des sozialen Rückzugs, für Einsamkeit.

5 Becker, Maryanne, Hörverlust und Identitätskrise (2003) S. 22 ff.

dung Identität stiftende Rückmeldungen der Mitmenschen erheblich reduziert werden bzw. vollständig ausbleiben.

Das Cochlea-Implantat verhilft dem hochgradig hörgeschädigten Menschen zu einer Verbesserung der Kommunikationsfähigkeit und versetzt ihn somit in die Lage, sein Selbstbild und die Wertschätzung seiner Persönlichkeit durch eine realistischere Beziehung zur Außenwelt zu verbessern.

Fast alle Interviewpartner berichten, dass ihnen erst nach der Implantation das Fehlen dieser kleinen, irrelevant erscheinenden Gespräche zwischen Tür und Angel bewusst geworden ist und wie viel Lebensfreude sie nun aus dieser Art Konversation beziehen. Sie berichten auch über eine erhebliche Verbesserung ihrer psychischen Befindlichkeit.

Sie werden in diesem Buch keine Messergebnisse oder andere statistischen Angaben finden, denn hier erzählen zehn Menschen von sich, wer und wie sie sind, wie sie sich selbst sehen und was ihnen zum Zeitpunkt des Interviews wichtig erscheint und schließlich, warum sie sich für das CI entschieden haben. Die Methode der narrativen Identität impliziert, dass die Interviewerin die Befragten frei erzählen lässt und das Erzählte ohne eigene Wertung oder Kommentare weitergibt. Daher werden etliche Passagen wörtlich zitiert, auch dann, wenn durch den Erzählfluss bedingt die Grammatik und Syntax nicht immer den Regeln der deutschen Sprache entsprechen.

Dass taube Menschen mit Hilfe moderner Technologie wieder hören können, wird mitunter als Wunder empfunden. Dies mag es für Betroffene und ihre Angehörigen wirklich sein. Dieses »Wunder« beruht jedoch auf Forschungen von Wissenschaftlern, die ihre Arbeit in den Dienst von hörbehinderten Menschen gestellt haben. Wie es dazu kam und wie ein Cochlea-Implantat funktioniert, wird in einem den Biografien vorangestellten Kapitel beschrieben.

Den Einblick in das Leben dieser zehn Menschen verdanken wir ihrer Offenheit und ihrem großen Vertrauen. Wir sind gemeinsam ein Stück des Weges gegangen.

II. Von den ersten Erkenntnissen über das Hören bis zur Verfügbarkeit hoch effizienter Cochlea-Implantate

Dank vielfältiger Forschungen auf sehr unterschiedlichen Wissenschaftsgebieten ist ein Traum wahr geworden: Taube Menschen können wieder hören! Ermöglicht wird dies durch eine elektronische Innenohrprothese, dem Cochlea-Implantat (CI). Der Grund für die Taubheit liegt in der großen Mehrzahl der Fälle an einer vollständigen Schädigung der Haarzellen im Innenohr. Daher kann mit konventionellen Hörgeräten, die auf eine gewisse Anzahl intakter Haarzellen angewiesen sind, keine Abhilfe geschaffen werden. Die Aufgabe der Haarzellen besteht in der Umwandlung akustischer Signale in elektrische Reize. Wird diese Aufgabe nicht mehr erfüllt, ist ein Verfahren notwendig, das die Funktion der Haarzellen ersetzt und den Hörnerv direkt stimuliert. Dies wird mit dem Cochlea-Implantat ermöglicht.

Das CI ersetzt die Funktion von Außen-, Mittel- und Innenohr.

Eine elektronische Innenohrprothese besteht aus dem Implantat und den außen am Körper zu tragenden Komponenten: Sprachprozessor (heute meist als HdO getragen mit integriertem Mikrophon), Überträgerspule und Kabel, die heute mit dem HdO-Prozessor eine Einheit bilden. Das Mikrophon nimmt den Schall auf und sendet ihn an den Sprachprozessor. Dieser analysiert den Schall und wandelt die Information in ein digitales Signal um. Über die Überträgerspule wird der Code durch die Haut an das Implantat weitergeleitet, welches ihn in elektrische Signale umwandelt.[6]

---

6 COMENIUS 2.1 AKTION Qualifikation von pädagogischen Fachkräften in der Hörgeschädigtenförderung (QESWHIC) Studienbrief 5 Monika Lehnhardt, S. 9 f. (2003).

»Diese elektrischen Signale werden an die Elektroden gesandt, um die Nervenfasern zu stimulieren. Deren Signale werden vom Gehirn als Laute empfunden und erzeugen eine Hörsensation.«[7]

II.1 Erkenntnisse über das Hören

Um 600 vor unserer Zeitrechnung erkannte der griechische Philosoph Pythagoras die Tatsache, dass Schall (Klang) ein Ergebnis der Vibration der Luft ist. Als Musiktheoretiker und Mathematiker formulierte er die Aussage, dass alles Denken und Sein auf mathematische Relationen beruhe[8]. Er entdeckte die Zusammenhänge zwischen der musikalischen Harmonie und der Harmonie der Zahlen, was dazu führte, dass er eine Sprache entwickelte, die die Beschreibung der Natur des Universums und fortan eine Vorgehensweise in der Wissenschaft ermöglichte.

Fast 800 Jahre später beschäftigte sich der griechische Arzt Claudius Galenus (129–199) mit dem Nervensystem und erkannte, dass der auf das Ohr treffende Schall durch Nerven an das Hirn weitergeleitet wird[9].

Viele Hundert Jahre später stiegen Forscher weiter in die Anatomie des Ohres ein: 1543 wurden Hammer und Amboss (zwei der drei Mittelohrknöchelchen) entdeckt, bis zur Ergründung des Steigbügels dauerte es weitere Jahre. Erst im Jahre 1851 wurde die Cochlea (Schnecke) durch den Italiener Alfonso Corti (daher auch der Begriff »Cortisches

---

7   Ebd. Unter »Hörsensation« versteht man ein Hörerlebnis.
8   Haberl, Karlo, Pythagoras – Alles ist Zahl, 2006, http.//freenet-homepage.de/mathelehrer/pythagoras
9   Finn, Robert u.a., Sound from silence, The Development of Cochlear Implants, The Path from Research to Human Benefit, National Academy of Sciences, in Beyond Discovery, 1998.

Organ«) entdeckt, der unter dem Mikroskop nun auch die für das Hören verantwortlichen Sinneszellen aufspürte[10]. Damit war der Weg für die Analyse der Funktion des Hörens geebnet.

Elementare Voraussetzung für die Entwicklung leistungsfähiger elektronischer Innenohrprothesen ist die von Helmholz entwickelte Theorie der Tonotopie[11], die 1960 von dem Nobelpreisträger von Békésy[12] aufgrund eigener Forschungen bestätigt wurde. Tonotopie bedeutet, dass die verschiedenen Frequenzen an bestimmten Stellen entlang der Basilarmembran in der Schnecke (Cochlea) repräsentiert sind, so befinden sich z.B. die höchsten Frequenzen im Eingangsbereich der Schnecke und die tiefsten Frequenzen in der Schneckenspitze.

II.2 Erkenntnisse aus Naturwissenschaften und Mathematik

Etliche der Gesundheit und dem menschlichen Wohlbefinden dienende Forschungsergebnisse sind ein Nebenprodukt anderer, konkreten ökonomischen und politischen Interessen geschuldeter wissenschaftlicher Arbeiten. Grundlagenforschung im medizinischen Bereich war und ist teilweise immer noch meist dann für eine Volkswirtschaft von Interesse, wenn es gilt, große und dauerhafte bzw. bevölkerungsdezimierende Schäden abzuwenden, wie es z.B. bei großen Epidemien der Fall ist. Waren dies in der Vergangenheit bakterielle Infektionskrankheiten wie Cholera, Pest usw., beschäftigt sich die Forschung heute vorrangig mit der Entwicklung von Therapeutika bzw. Impfstoffen bei AIDS und Tumorerkrankungen.

---

10 Ebd.
11 Hermann v. Helmholz, 1821–1894, Prof. für Medizin und Physik, formulierte 1863 die Theorie von der Tonotopie.
12 Georg v. Békésy, 1899–1972, Physiker und Physiologie formulierte die Wanderwellentheorie.

Entsprechend ihrer volkswirtschaftlichen Konsequenzen wurde und wird Hörschädigungen keine Priorität in den Bereichen der medizinischen Forschung und der Gesundheitswissenschaften beigemessen.

Von sehr unterschiedlichen Forschungen profitiert die Entwicklung der Cochlea-Implantate:
In den 1960er Jahren wurden wichtige Forschungsergebnisse hinsichtlich der Biokompatibilität verschiedener Materialien, der Isolation von Elektroden und der Wirkung von elektrischer Stimulation, z.B. bei Herzschrittmachern erzielt[13]. Aus der Raumfahrtindustrie wurden bedeutsame Erkenntnisse zum Design kleinerer Schaltkreise gewonnen[14].

Diese Erkenntnisse aus Physik, Audiologie, Materialforschung und Elektrotechnik bilden die Grundlage für die Entwicklung funktionstüchtiger Cochlea-Implantate.

Ob sich Neil Armstrong der segensreichen Bedeutung der Erkenntnisse aus der Raumfahrt für hörgeschädigte Menschen bewusst war, als er am 20. Juli 1969 als erster Mensch den Mond betrat und die berühmten Worte sprach

»That's one small step for a man, one giant leap for the mankind«

(»Dies ist ein kleiner Schritt für einen einzelnen Menschen, aber ein großer Sprung für die ganze Menschheit«)?

---

13 COMENIUS 2.1 AKTION Qualifikation von pädagogischen Fachkräften in der Hörgeschädigtenförderung (QESWHIC) Studienbrief 5 Monika Lehnhardt, S. 5 (2003).
14 Ebd.

II.3 Die Entwicklung von Cochlea-Implantaten

Erste Versuche, Cochlea-Implantate zu entwickeln und zu implantieren, sind schon seit 1957 unternommen worden, allerdings mit unbefriedigendem Ergebnis. In der Folgezeit widmeten sich verschiedene Institutionen in den USA, Europa und Australien der Entwicklung elektronischer Innenohrprothesen, die ein Sprachverstehen ermöglichen sollten.

In den USA haben 1983 die University of California (UCSF) und das Center for Auditory Research of the Research Triangle Institute, North Carolina (RTI) mit Unterstützung anderer amerikanischer Institute sowohl an Sprachverarbeitungsstrategien als auch an sicheren Cochlea-Elektroden zu forschen begonnen. Advanced Bionics (hervorgegangen aus MiniMed Technologie Inc.), damals erfahren in der Herstellung von Herzschrittmachern und implantierbaren Neurotransmittern, ergänzte ab 1987 diesen Zusammenschluss[15].

Zu diesem Zeitpunkt lagen Erfahrungen mit Ein-Kanal-Systemen vor, ein Sprachverstehen war damit nicht möglich, sie erlaubten vollständig ertaubten Menschen lediglich teilweise differenzierbare Höreindrücke.

Mit dem Clarion System von Advanced Bionics wurde ein Mehr-Kanal-System mit unterschiedlichen Stimulations-Alternativen entwickelt und 1991 eingeführt. In Deutschland wurde das erste Clarion-System 1993 an der Medizinischen Hochschule Hannover implantiert. Seit mehr als zwanzig Jahren ist auch in Deutschland, an erster Stelle die Medizinische Hochschule Hannover, ein ständig wachsendes Team von Ingenieuren, Medizinern und Naturwissenschaftlern mit der Weiterentwicklung und

---

15 Gaedt, Andreas, The Clarion Multi-Strategy Cochlear Implant, unveröffentl. Zusammenfassung eines Berichts über das Clarion-System von Dorcas K. Kessler, Advanced Bionics, Hannover 2004.

Optimierung sowohl der CI-Technologie als auch der Operationsmethoden beschäftigt.

Forschung und Entwicklung befassen sich mit

- der Verbesserung des Elektrodendesigns, d.h. man geht der Frage nach: Wie müssen Elektroden beschaffen sein, um optimale Reizungen des Hörnervs durch ihre Lage in der Cochlea hervorzurufen?
Hierzu gehört die atraumatische Insertion von Elektroden. Dies bedeutet, dass bei der Einführung der Elektrode möglichst wenig Schädigungen in der Cochlea (Haarzellen, Basilarmembran) verursacht werden. Hierzu wird versucht, die Elektroden weicher und schlanker zu gestalten.

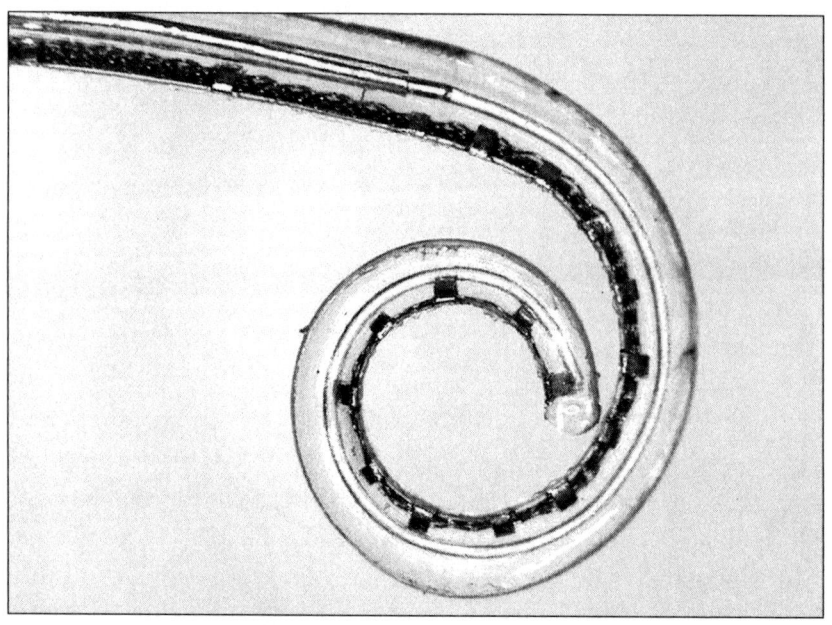

Helix-Elektrode von Advanced Bionics
Bild: Advanced Bionics, bearbeitet von P. Strobel, Photodesign

- Der Verbesserung und Diversifizierung von Sprachverarbeitungs-strategien unter Berücksichtigung der Tatsache, dass nicht alle Sprachstrategien bei allen Patienten gleich gute Ergebnisse erzielen.

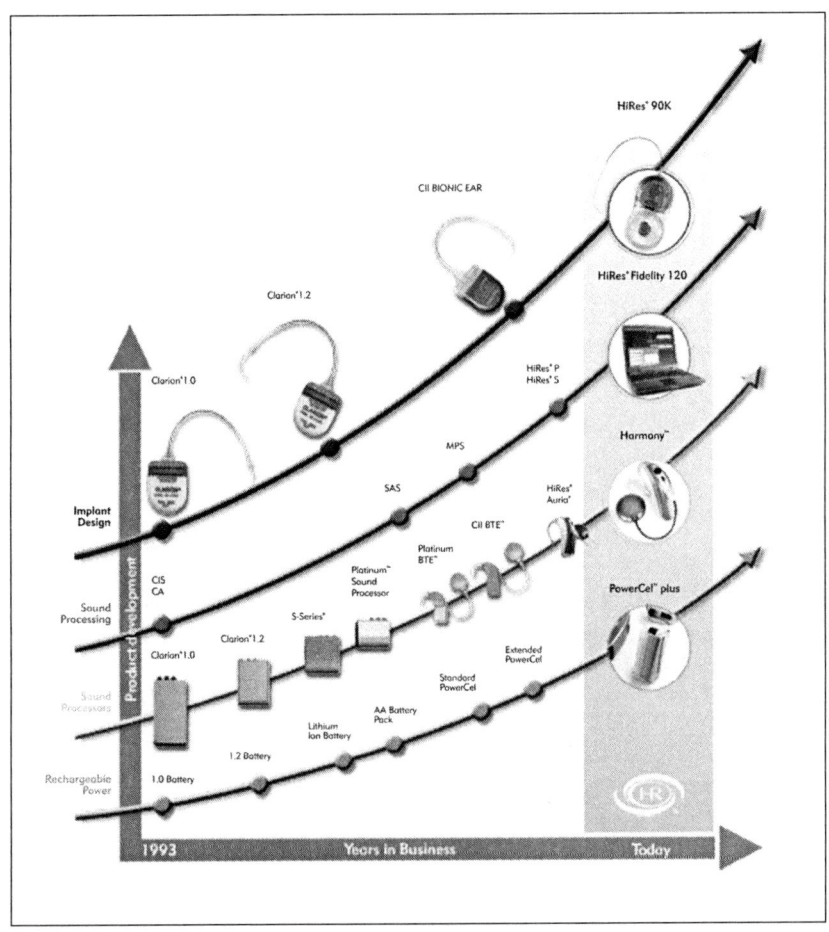

Cochlea Implantate von Advanced Bionics 1993–2007
Bild: Advanced Bionics, bearbeitet von P. Strobel, Photodesign

- Der Miniaturisierung der äußeren Komponenten – vom relativ großen Taschenprozessor in Kastenform hin zum ergonomischen und optisch ansprechenden Hinter-dem-Ohr-Prozessor sowie der Integration zusätzlicher Hilfsmittel, wie z.B. das T-Mic[16], die Induktionsspule und die Anschlussmöglichkeit eines FM-Empfängers.

- Der Optimierung der Operationsmethoden.

---

16 Das T-Mic ist ein zusätzliches Mikrophon am Sprachprozessor, welches in der Ohrmuschel nahe am äußeren Gehörgang platziert wird. Es fördert eine leichtere Verständigung im Störgeräusch und eine verbesserte Klangqualität am Telefon.

II.4 Das Hören mit Cochlea-Implantat

Heute erreichen die meisten Menschen mit Cochlea-Implantat ein offenes Sprachverstehen. Zu berücksichtigen sind hier individuelle Voraussetzungen, wie z.b. Dauer der Taubheit, Grund des Hörverlustes und anatomische Besonderheiten. Der Klang wird nach einer gewissen Zeit zunehmend als relativ natürlich empfunden und nicht wenige CI-Träger können auch – mit einigen Einschränkungen – Musik wieder genießen.

Seit einigen Jahren geht der Trend zur beidseitigen Versorgung mit CI. Nur mit zwei Ohren ist ein Richtungshören möglich und auch das Verstehen im Störschall ist bei beidseitiger Versorgung nachweislich einfacher.

Aktuelle Forschungen gehen in zwei Richtungen: Zum einen stellt sich die Frage nach vollimplantierbaren Systemen, d.h. die Implantation auch der bisher äußeren Komponenten. Die Zukunft wird zeigen, ob derartige Entwicklungen zweckmäßig sind und ob sie von den Patienten angenommen werden. Zum anderen wird bereits seit einigen Jahren die Regenerationsfähigkeit der Innenohrhaarzellen erforscht. Bislang liegen lediglich Ergebnisse aus Tierversuchen vor und das Risiko negativer Einflüsse von gentherapeutischen Maßnahmen auf den menschlichen Organismus wirft viele Fragen auf.

III. Lebensgeschichten von Cochlea-Implantat-Trägern

1. Norbert: Wenn ich Musik von früher höre, geht das wie Strom durch meinen Körper

Norbert wurde 1941 als sechstes von elf Kindern in Hallendorf, einer Gemeinde der heutigen Stadt Salzgitter[17] gut hörend geboren. Ein Bruder wurde behindert geboren und starb als Säugling.

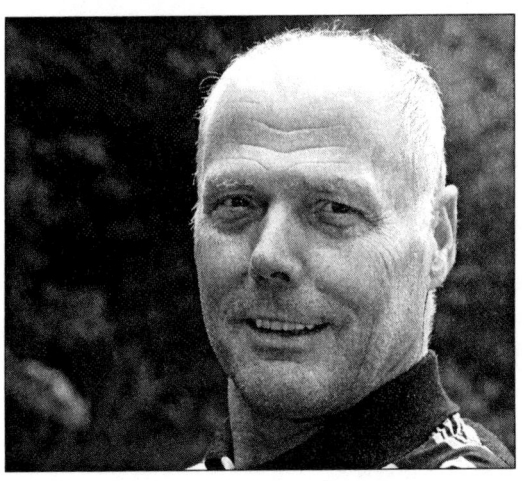

Norbert © P. Strobel, Photodesign

Die im Ort befindlichen Hermann-Göring-Werke, die zur Rüstungsindustrie des Dritten Reiches gehörten, boten während des Zweiten Weltkriegs den alliierten Bombern ein wichtiges Angriffsziel. Für Norbert bedeutete das: Schlafmangel, ständige subtile Bedrohung und

---

17 Zunächst wird Salzgitter am 1. April 1942 mit dem Namen Watenstedt-Salzgitter aus 28 Ortschaften gegründet. 1951 erhält die junge Großstadt den Namen Salzgitter.

Nächte im Hochbunker, der heute noch in der Siedlung steht. Die Erinnerung an die Tiefflieger hat sich tief in Norberts Gedächtnis eingegraben. Möglicherweise wurden durch den Kriegslärm seinen Ohren schon erste Schäden zugefügt. 1945 wurde das Mietshaus, in dem sich die Wohnung der Familie befand, zerstört und ein Umzug wurde erforderlich.

Hallendorf ist eine Barackenstadt, Schulen werden erst nach dem Krieg gebaut und auch diese sind in Baracken untergebracht. Es herrschen katastrophale Zustände: Die Klassen umfassen über fünfzig Schüler, die Ernährungslage ist desolat, es gibt Schulspeisung. Die Stadt ist von den Amerikanern besetzt, die überall Feldküchen aufgestellt haben, wo die Kinder mit Schüsseln hingehen, um sich etwas zu essen zu holen. Dank der Landwirtschaft gibt es im Raum Salzgitter die Möglichkeit, Nahrungsmittel zu »organisieren«: »*Wir gingen Kartoffeln stoppeln, Ähren lesen und Zuckerrüben organisieren. Dann saßen wir mit vier Familien in der Waschküche und haben Rübensaft gekocht. Wir hatten einen Garten, Hühner, Kaninchen und eine Ziege.*«

1948 beginnen die Demontagearbeiten der »Reichswerke«[18]. Für die dort Beschäftigten bedeutet dies den Verlust des Arbeitsplatzes. Es kommt zu spontanen Protesten der Bevölkerung, die als Auftakt der Einstellung der Demontagen in allen Westzonen Deutschlands in die Geschichte eingehen werden[19].

---

18 Der von den USA ausgearbeitete Morgenthauplan sah vor, Deutschland wieder zum Agrarland zu machen und u.a. die Industriebetriebe für Reparationen zu demontieren. Dieser Plan wurde nicht verwirklicht, allerdings führten die Alliierten in der ersten Phase nach dem Zweiten Weltkrieg Demontagen für Reparationszwecke durch und zerstörten militärische Anlagen. Die DDR war in wesentlich größerem Umfang von Demontagen betroffen als die Bundesrepublik.

19 Die interalliierte Anweisung zur Entmilitarisierung des Salzgittergebietes ordnet 1950 die Sprengung von 90 % aller Hochbauwerke der Hütte einschließlich ihrer Fundamente an. S. Nowak, Werner, http://members.aol.com/wrnowak/private/welcome.htm

Schon als kleiner Junge trägt Norbert zur Ernährung der Familie bei. *»Als Kind bin ich mit meiner Nachbarin – das haben aber meine Geschwister nicht gemacht – frühmorgens aufs Feld gefahren und da haben wir Erbsen gepflückt. Es war so, da ist der Gemeindediener gekommen mit der großen Glocke und rief aus: ›Morgenfrüh, pflücken bei Bauer soundso …‹ ja, und dann sind wir da mit Eimer, Sack usw. dahin gefahren. Und da gab's auch Essen, auch eine Feldküche. Aber du durftest nicht eine Erbse von dem Feld runtertragen. Da waren zwei Reiter, rechts und links waren die immer, und wenn du an der Jacke den Ärmel zugebunden und voll Erbsen gemacht hast, und die haben dich erwischt, warst du dran. Erst mal abgeben und dann eine Anzeige gemacht.«* Die Erbsen werden gewogen und an die Konservenfabrik geliefert. Für die Erntehelfer gibt es einen kleinen Lohn.

Taschengeld gibt es in Norberts Familie nicht, zu viele hungrige Mäuler sind zu stopfen. Mit Phantasie und Fleiß nutzen die Menschen die Möglichkeiten, in der zerstörten Ortschaft Dinge zu finden und in bare Münze umzusetzen. *»Und dann, Schrott sammeln. Bei uns war ja viel kaputt, als ich so sieben, acht Jahre alt war. Wir sind in die Ruinen überall rein und haben dann mit einem großen Vorschlaghammer die Moniereisen rausgeklopft und auf den Handwagen geladen. Bei uns im Ort hat später ein Fuhrunternehmen aufgemacht, die hatten einen riesengroßen Schrottplatz. Da sind die Leute sogar nachts übern Zaun, haben den Schrott fortgeklaut und am nächsten Tag wieder bei ihm verkauft.«*

Norbert verdient immer Geld, er arbeitet nach der Schule beim Schlachter und beim Bäcker, wo er später eine Lehre beginnt. Nach kurzer Zeit kommt es zu Problemen mit dem Meister, der dem Alkohol zuspricht und die ganze Arbeit auf den Lehrling abwälzt. Norbert kündigt den Vertrag und geht in den Stahlbau. Allerdings ist hier nur saisonale Beschäftigung möglich, im Winter kann man in der Hütte nicht arbeiten. Norbert ergreift die Initiative und findet Arbeit bei einem Schienenfahrzeug- und Maschinenhersteller. Hier erhält er eine innerbetriebliche Ausbildung zum Maschinisten. Als es zu zeitweiligem Auftragsmangel kommt, nutzt Norbert die Gelegenheit, um eine Ausbildung zum Schweißer in Goslar zu absolvieren. Die Fahrerei von Salzgitter nach Goslar ist sehr aufwändig, Norbert macht den Führerschein und möchte ein Auto kaufen, aber er bekommt keinen Kredit, da die Bank Sicherheiten verlangt, die er nicht erbringen kann.

Norbert wäre gerne zur Bundeswehr gegangen, aber wegen einer leichten Gehbehinderung in Folge eines Arbeitsunfalls wird er nicht eingezogen. *»Ja, es ist etwas, was man eigentlich, finde ich, mitmachen muss. Man muss doch versuchen im Leben, dass man so Verschiedenes mitmacht. Man muss nicht immer sagen, das nicht und das nicht … also ich wäre gerne gegangen, zur Bundeswehr.«* Nach Beendigung der Schweißer-Ausbildung absolviert Norbert auf eigene Kosten einen weiteren Lehrgang. Seine Vorgesetzten sind sehr zufrieden mit ihm und Norbert führt Aufträge aus, die seine Kollegen nicht bewältigen können, weil sie z.B. nicht in der Lage sind, in extrem kleine Räume zu kriechen. *»(…) Maschinenteile, die mussten ja von innen geschweißt werden. Einen Tieflader haben wir gebaut, für die Atomwerke, zum Transportieren. Der war ungefähr drei Meter lang und eingeteilt in drei Kammern mit jeweils einer Öffnung von 35 cm x 25 cm. Ich war auch schmal und passte so gerade rein. Und das ist ja auch das, was ich sage, was etwas mit meinen Ohren zu tun hatte. Ich hab nie Nein gesagt. Es musste röntgensicher geschweißt werden. Und, mein Gott, damals, Berufsgenossenschaft, die hat's wohl gegeben, aber da hat doch noch keiner drauf geachtet, Gehörschutz, das war doch alles noch nicht so gewesen! Ja, und ich wollte erst mal ordentlich Geld verdienen. Der Meister ist oft gekommen und sagte: ›Norbert, ruf deine Emmi an und sag, du kommst heute nicht nach Hause.‹«*

Bei der Arbeit in den engen Röhren ist Norbert ständig starkem Lärm ausgesetzt, er vermutet, dass dadurch seine Ohren geschädigt wurden, allerdings wird die Berufsgenossenschaft später die Schwerhörigkeit nur mit 20 % anerkennen.

Norbert möchte auch deswegen Geld verdienen, weil er gerne verreist. Die erste große Fahrt führt ihn 1959 zusammen mit einem Freund an den Bodensee. Sie übernachten preisgünstig, beköstigen sich selber und bestehen so manches Abenteuer. In der Schweiz kaufen sie Zigaretten und Kaffee, immer nur Tagesrationen. Den Höhepunkt dieser Reise bildet der Besuch der Bregenzer Festspiele.

Über diesen Freund lernt Norbert auch Emmi, seine spätere Frau, kennen. Als Flüchtlingsmädchen lebt auch sie in sehr beengten Verhältnissen. Schon bald macht ihr Norbert einen Heiratsantrag, aber sie lehnt ab mit der Begründung, dass sie kein Geld habe.

Kein Problem für Norbert! Als erster in seiner Familie hat er ein Sparbuch, er hat immer nebenher Geld verdient und es auf die hohe Kante gelegt. Einen Großteil seines Lohnes muss er seinen Eltern geben, aber heimlich zwackt er immer etwas ab. »(...) und da haben wir Hochzeit gemacht am 31.05.1963, es war so warm, wir haben die Badewanne voll Wasser laufen lassen, um das Bier zu kühlen.«

Eine Wohnung zu finden ist nicht einfach, zunächst lebt das junge Paar bei den Schwiegereltern. Norbert bittet einen Onkel, der »Beziehungen« hat, um Hilfe bei der Wohnungssuche. »(...) Die Emmi war arbeiten, die Schwiegermutter war einkaufen, ich war jedenfalls ganz allein im Haus, in der Wohnung, da klingelt es. Und da stellt sich eine Frau vor, vom Wohnungsamt. ›Herr F. Sie haben hier einen Antrag gestellt auf Wohnung, ich muss gucken, ob Sie berechtigt sind, die Wohnung zu bekommen.‹ – ›Ja‹, sage ich, ›kommen Sie rein.‹ Ich sag: ›Da schläft die Schwiegermutter mit der Tochter, da schläft der Schwager, und wenn ich hier bin, schlaf ich neben meiner Frau auf der Couch. Und Sie können auch zu meinen Eltern fahren und da die Zustände sehen.‹ – ›Das brauch' *ich nicht, das weiß ich schon vom Hörensagen‹, sagt die Frau. Und dann haben wir die Wohnung bekommen.«*

In der ersten gemeinsamen Wohnung bleiben sie zwei Jahre. Während Norbert, der in einer kinderreichen Familie aufgewachsen ist, das Leben genießen und am liebsten kinderlos bleiben möchte, wünscht sich seine Frau ein Baby. Norbert ist einverstanden und das Paar ist glücklich, als die Tochter geboren wird. Doch die Wohnung ist nun zu klein. Wieder setzt Norbert alle Hebel in Bewegung, um eine größere Wohnung zu finden. Dies ist auch 1965 noch nicht einfach, viele Menschen in der Region leben noch in Kellern und Notunterkünften, die staatlichen Wohnungsbauprogramme beginnen erst langsam zu greifen.[20]

Norberts Aktivitäten sind von Erfolg gekrönt, 1966 bezieht er mit seiner kleinen Familie die Wohnung, in der das Ehepaar noch heute wohnt. Fünf Jahre nach der Tochter wird ein Sohn geboren, die Familie ist komplett.

In den folgenden Jahren ist Norbert häufig im Außendienst tätig, was seinen Interessen am Reisen und an fremden Städten sehr entgegenkommt. Einige Zeit muss er nach Minden fahren, kann aber abends immer heimkehren und erhält trotzdem Spesen. Dann hat er knapp sieben Wochen im Taunus zu tun und fährt zum Wochenende nach Hause. Seiner Frau behagt Norberts Außendiensttätigkeit nicht, so dass er wieder an seinen festen Arbeitsplatz zurückkehrt. Hinzu kommen auch die Hörprobleme, er trägt seit 1986 ein Hörgerät und bemüht sich um Abhilfe in der HNO-Klinik Braunschweig. Leider

---

20 In den 1950er Jahren war Niedersachsen das Land mit der höchsten Wohnungsnot und nach Schleswig-Holstein das Bundesland mit den meisten Flüchtlingen. S. Heppner, Christian, Niedersachsen in den fünfziger Jahren: Ein schwerer Start ins »Wirtschaftswunder« www.nibis.de

werden seine Hoffnungen nicht erfüllt, eine Heilung ist nicht möglich und die Ursache für die Schwerhörigkeit wird auch nicht gefunden.

Weder Norbert noch sein Hausarzt erhalten einen Befundbericht aus Braunschweig, so dass der Hausarzt im Jahr 1989 eine gründliche Untersuchung an der Medizinischen Hochschule Hannover empfiehlt. Prof. Lehnhardt, Direktor der HNO-Abteilung der MHH, reicht die Ergebnisse an die Berufsgenossenschaft weiter mit dem Ergebnis, dass Norberts Schwerhörigkeit als Lärmschaden anerkannt wird.

Norbert beschließt, sich nicht weiterhin dem Lärm beim Schweißen auszusetzen und ersucht um eine andere Tätigkeit in seiner Firma. Eine andere Arbeit mit ähnlichem Lohn wird ihm aber nicht angeboten, es kommt zu keiner Einigung und nach einer Rehabilitationsmaßnahme wegen orthopädischer Probleme wird Norbert im Alter von 55 Jahren berentet.

In der Folgezeit benötigt Norbert dreimal neue Hörgeräte, weil die Hörfähigkeit rasant abnimmt. Seine psychische Verfassung ist desolat. *»Vor dem Implantat, als das so anfing mit dem schlechteren Hören, und dann wieder und wieder ein neues Hörgerät, (…) hab ich viel geweint. Ich hab sehr viel geweint!«* Glücklicherweise erfährt er von einem neuen HNO-Arzt, der sich in Salzgitter-Lebenstedt niedergelassen hat. Dieser überweist ihn erneut an die Medizinische Hochschule Hannover ins CI-Zentrum. Die Untersuchungen ergeben, dass er für ein CI geeignet ist, aber Norbert fürchtet sich vor der Operation und möchte noch warten.

Ein Jahr später nimmt er erneut Kontakt mit der MHH auf. Er erhält einen Termin bei Frau Dr. Lesinski-Schiedat, die ihm eröffnet, er könne kurzfristig operiert werden, da ein anderer Patient abgesagt habe. Am 1. September 1998 wird der Eingriff vorgenommen. Die

Verständigung wird mit Händen und Füßen geführt, denn das Restgehör, mit dem er bislang noch halbwegs zurechtgekommen war, ist verloren gegangen. Trotzdem bewältigt Norbert den Klinikaufenthalt ohne Hilfe der Ehefrau.

Dann die Erstanpassung: Norbert ist nicht so richtig zufrieden, er fühlt sich unwohl mit dem Sprachprozessor, am liebsten würde er ohne Prozessor hören können. In der MHH wird er von der Pädagogin ermutigt, zu Hause das Hören zu üben. Auch mit der Ingenieurin kommt er gut klar und sehr schnell wird eine gute Einstellung des Prozessors gefunden. Auf dem Heimweg erlebt Norbert die ersten anspornenden Hör-Ereignisse:

»Ich mache das Autoradio an und konnte das auch verstehen! Ich konnte verstehen, was der im Radio gesagt hat! Ich komme nach Hause, die Emmi wusste nichts, ich wollte sie überraschen. Der Fernseher ist an. ›Oh‹, sag ich, ›ich versteh teilweise etwas vom Fernseher.‹«

Norbert entwickelt sein ganz persönliches Hörtrainingsprogramm und seine Frau übernimmt die Rolle der Trainerin:

»Ich hatte noch im Keller Bücher gehabt von den Kindern, als sie zur Schule gingen, Rechtschreibung und so. Und da hab ich diese Bücher geholt, und sagte zu Emmi: ›Du sprichst [liest vor, Anm. MB]*, ich dreh mich weg und ich muss nachsprechen.‹ Und das haben wir lange gemacht. Jeden Tag eine gute Stunde, über drei Monate. Es war ja Herbst, als ich nach Hause gekommen bin, dann kam der Winter und da haben wir Zeit gehabt.«*

Aus der MHH nimmt Norbert Prospekte der Baumrainklinik Bad Berleburg mit nach Hause. Er möchte der Empfehlung der Pädagogin folgen und eine Reha-Maßnahme mit CI-Hörtraining dort absolvieren.

Bei der LVA beantragt er die Rehabilitation in der Baumrainklinik Bad Berleburg, erhält jedoch eine Absage mit der Begründung, eine derartige Maßnahme wäre nicht erfolgversprechend. Norbert ist gewohnt, seine Interessen durchzusetzen, und so sucht er auch diesmal Mittel und Wege, um sein Ansinnen zu realisieren. Auf der Generalversammlung der Hannoverschen Cochlear-Implant-Gesellschaft 1999 knüpft er wichtige Kontakte: Der damalige Chefarzt der HNO-Abteilung der Baumrainklinik Bad Berleburg, Dr. Roland Zeh, sagt ihm seine Unterstützung zu. Bei einem Gespräch mit der Gewerkschaft erfährt Norbert, dass die Rentenversicherungsanstalten keine Reha-Maßnahmen mehr für Rentner finanzieren, sondern dass diese in den Zuständigkeitsbereich der Krankenkassen fallen. Da der Gewerkschaftsbevollmächtigte gleichzeitig Mitglied des Aufsichtsrats der Betriebskrankenkasse ist, kann er sich für Norbert einsetzen und die Reha wird innerhalb kürzester Zeit bewilligt. Sofort schließt sich Norberts Frau mit der Baumrainklinik telefonisch kurz und erfährt, dass die Reha in Kürze beginnen kann, ohne jedoch einen genauen Termin zu erfahren. Norbert und seine Frau sind sich einig, dass der erste angebotene Termin wahrgenommen wird. Wenige Tage später kommt der Anruf der Klinik, Norbert sitzt schon auf gepackten Koffern! Mit dem Auto fährt er frohgemut nach Bad Berleburg.

Vom ersten Tag an fühlt sich Norbert pudelwohl in der Baumrainklinik. Das Hörtraining bedeutet ihm viel und er übt fleißig das Telefonieren, so dass er schon bald mit seiner Frau alles am Telefon besprechen kann. Er fragt sich, warum er mit dem Kliniktelefon so viel besser verstehen kann als zu Hause und erfährt, dass dieses Telefon gewisse Besonderheiten aufweist, nämlich eine Induktionsspule, einen Lautstärkeregler sowie einen Zugang für ein Verbindungskabel zwischen Telefon und Sprachprozessor. Kurzerhand bittet Norbert seine Frau, ein solches Telefon zu beschaffen, um später auch von zu Hause aus telefonieren zu können.

Die Reha wird erfolgreich abgeschlossen und fortan macht Norbert ganz spezielle Erfahrungen mit seinem Sprachprozessor und er macht sich ebenso spezielle Gedanken zum Thema Technik. Warum zum Beispiel wird das Telefon, das er in der Baumrainklinik Bad Berleburg benutzt hat, nicht mehr gebaut? Warum gibt es stattdessen immer neue Telefone, die entweder sehr kostspielig sind oder nicht dieselben Möglichkeiten bieten wie dieses »alte« Telefon? Warum wird so viel Zubehör produziert, statt **eines** Telefons, das ohne weitere Kabel oder Anschlüsse mit dem CI nutzbar ist?

Seinen ersten Sprachprozessor versenkt Norbert versehentlich im Gartenteich. Gartenarbeit und Taschenprozessor miteinander zu vereinbaren erfordert einige Phantasie. Norbert hat sich entschieden, den Prozessor bei derartigen Tätigkeiten nicht zu tragen, weil das Kabel stört. Um jedoch für spontane Gespräche gewappnet zu sein, hält er Prozessor und Headpiece unter dem Overall bereit. Eines Tages, als er mit dem Gartenteich beschäftigt ist, kommt ein Nachbar vorbei, Norbert holt das Headpiece hervor, schaltet den Prozessor ein und hält einen Plausch mit seinem Besucher. Anschließend nimmt er seine Arbeit wieder auf und vergisst, den Reißverschluss des Overalls wieder zu schließen: Prozessor und Headpiece fallen ins Wasser! Nach eifrigem Suchen gelingt es Norbert, seine Technik aus dem Wurzelwerk der Wasserpflanzen hervorzuklauben. Der Prozessor funktioniert nicht mehr! Rasch wird ein Termin mit dem Audiologen in der MHH vereinbart, der vorschlägt, den Prozessor umzutauschen. Inzwischen ist ein kleinerer Taschenprozessor auf dem Markt, den Norbert gerne bekommen würde. Zunächst lehnt die Krankenkasse diesen Umtausch ab, aber Norbert hat Glück. Die Sachbearbeiterin ist im Urlaub, als ein weiteres Schreiben der MHH bei der Krankenkasse eintrifft, und ihr Vertreter genehmigt den kleineren Prozessor anstandslos!

Norbert stellt sich einerseits die Frage, ob denn die technischen Neuerungen der CI-Hersteller so kostspielig sein müssen, und andererseits, warum es offensichtlich nicht möglich ist, einen tauglichen HdO-Prozessor für die vor dem Jahr 2000 implantierten Patienten bereitzustellen.

Norbert nutzt das CI am liebsten ohne jeden Zusatz, deswegen ist er auch der Auffassung, dass ihm das von der Hannoverschen Cochlear-Implant-Gesellschaft angebotene Technikseminar nicht viel bringt. Da er aber privat viel beschäftigt ist und keine Zeit für die Teilnahme an einer Selbsthilfegruppe hat, nutzt er die »großen« Veranstaltungen gerne, um Freunde und Bekannte zu treffen. Dabei bezieht er auch seine Familie mit ein: Ehefrau und Enkeltochter begleiten ihn zum jährlichen Sommerfest und auch zum Technikseminar.

Norbert reist und wandert gerne zusammen mit seiner Frau. Darüber hinaus kümmert er sich um die Enkelkinder, die Tochter war bis zur Geburt des zweiten Kindes erwerbstätig und wird auch nach Ablauf der Elternzeit wieder in den Beruf zurückkehren. Die Enkeltochter ist ja quasi mit Norberts CI aufgewachsen, sie weiß, dass sie mit ihm etwas langsamer und deutlicher reden muss. *Als sie ganz klein war, habe ich sie oft gewickelt, ich war in der Wohnung der Tochter, wenn sie arbeiten ging. Die Kleine hat manchmal die Spule des CI genommen und an ihr Ohr gehalten und geschaut, ob sie da etwas hört.«*

Zum Fernsehen benutzt Norbert eine Infrarotanlage, mit welcher er die gesprochene Sprache gut versteht. Allerdings sind die Beeinträchtigungen durch Störlärm sehr unangenehm. Zum Musikhören legt er sich gerne gemütlich auf die Couch und nutzt auch die Infrarotanlage:
»Vom Alter her, da bin ich ja Elvis-Presley-Fan. Und ich hab viele Platten von ihm. Also ich meine, es geht vielleicht anderen Leuten auch so. Wenn ich Musik von früher höre, das geht wie Strom durch meinen Körper. Und dann kommen mir auch oft die Tränen.«

1961 war Ivo Robic in den Charts mit dem Song »Mit 17 fängt das Leben erst an«. Das war Norberts Jugend, er lässt sein Leben Revue passieren, wenn er dieses Lied heute hört. Einige Platten hat Norbert in seiner Gartenlaube gelagert, damit er auch dort Musik hören kann, z.b. von Katja Ebstein »Wein' nicht um mich, Argentinien«, ein Lied, das ihn an die Fußball-WM 1972 in Argentinien erinnert.

Es geht Norbert gut mit dem CI, er kennt viele andere Betroffene, fühlt sich nicht allein, bezeichnet sich als integriert. Aber er ist auch nachdenklich und dankbar. »*Ja … jetzt stell dir mal vor, es würde das CI nicht geben! Du könntest nichts mehr hören! Und darüber können sich viele überhaupt keine Vorstellung machen, was das eigentlich bedeutet.*«

Norbert erzählt von einer Begebenheit, die sich bei einem Ausflug zum Josephskreuz[21] zugetragen hat: »*Als ich das Josephskreuz das erste Mal gesehen habe, war mir klar, da musst du rauf. Auf halber Höhe bekam ich doch etwas Bammel, aber der innere Schweinehund hat mich doch hochgetrieben. Als ich meinen Kopf durch die Luke steckte, sah ich, dass mich eine Gruppe junger Männer anschaute. Einer von ihnen hatte eine Kamera in der Hand. Er kam auf mich zu und gab mir zu verstehen, dass ich eine Gruppenaufnahme von ihnen machen soll. Dabei stellte ich fest, dass diese Männer gehörlos waren. Zu Hause habe ich darüber nachgedacht. Es waren doch so viele Menschen dort oben, warum haben sie keinen von*

---

21 »Auf der Josephshöhe, unweit des Städtchens Stolberg, steht ein fast hundert Jahre alter Aussichtsturm. Der Berliner Baumeister K.F. Schinkel entwarf 1832 einen hölzernen, kreuzförmigen und 22 m hohen Aussichtsturm. Er wurde damals aus 365 Eichenbalken errichtet und nach Graf Joseph von Stolberg benannt. Dieses Josephskreuz fiel 1880 einem Blitzschlag zum Opfer, entstand dann aber 1896 wieder in Form einer noch mächtigeren Eisenkonstruktion 38 m hoch. Einhunderttausend Nieten halten den 123 Tonnen schweren Koloss nun zusammen. Man steigt 212 Stufen bis zu obersten Aussichtsplattform hinauf. Der Turm auf dem Auerberg ist ein idealer Aussichtspunkt in 575 m Höhe. Bei guter Fernsicht erkennt man die Türme von Braunschweig, Halberstadt, Magdeburg sowie den Hohen Meißner, aber auch die Gleichen bei Göttingen und die Weserberge.« N. Fehst, September 2006, unveröffentl. Notiz.

ihnen gebeten zu fotografieren? Ich kam zu dem Schluss, dass sie mein CI gesehen haben und sie mich als einen der ihren betrachtet haben. Ohne mich wäre es nicht zu dem Gruppenfoto gekommen, denke ich.«

Während Norbert und seine Frau in jüngeren Jahren ausgedehnte Wanderungen und anspruchsvolle Touren im Gebirge unternommen haben, müssen sie inzwischen ein wenig kürzertreten, erst recht, seit Emmi 2002 an Meningitis erkrankt ist. Glücklicherweise trägt sie keine schwerwiegenden bleibenden Schäden davon, allerdings ist ihre körperliche Fitness etwas eingeschränkt. Norbert unternimmt auch keine Nachtfahrten mit dem Auto mehr, weil es ihn zu sehr anstrengt. Aber ausgedehnte Spaziergänge und Reisen, z.B. nach Österreich, bereiten dem Ehepaar immer noch viel Freude.

Norbert ist froh, dass er sich für das CI entschieden hat. Er genießt es, mit anderen Menschen zu kommunizieren, Musik zu hören – das Leben in der hörenden Welt!

2. Petra: Meine Welt ist die Lautsprache

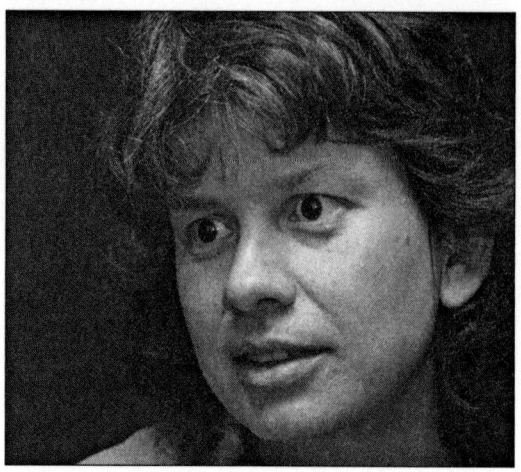

Petra © P. Strobel, Photodesign

Petra ist 39 Jahre alt, von Geburt an hochgradig schwerhörig, verheiratet und Mutter zweier Kleinkinder. Seit 1999 trägt sie ein CI, und zwar den Platinum Soundprozessor (PSP).

Petra wird als zweites Kind gut hörender Eltern geboren, ihr vier Jahre älterer Bruder ist ebenfalls hochgradig schwerhörig. Diesem Umstand ist zu verdanken, dass ihre Eltern bereits sehr früh auf Petras Hörschädigung aufmerksam werden. Die ersten Hörgeräte bekommt sie bereits als Baby und die Frühförderung setzt im Kleinkindalter ein. Zweimal wöchentlich suchen beide Kinder eine Logopädin in der Uniklinik auf. Aus den Schilderungen ihrer Mutter weiß Petra, dass sie nur ungern zur Frühförderung ging und immer sofort aufhören wollte, während der Bruder an dieser Prozedur willig teilnahm. Dank der frühen Versorgung mit Hörgeräten lernt Petra gut sprechen.

In der Kindheit hat sich Petra wenig Gedanken über ihre Hörbehinderung gemacht. Da beide Kinder hörgeschädigt sind, empfindet Petra auch heute rückwirkend die familiäre Situation als normal. Die Eltern beziehen ihre Kinder in ihre Aktivitäten mit ein, Petra geht in verschiedene Sportvereine und lernt Reiten, Skilaufen und Tennisspielen. Im Kleinkindalter freundet sie sich mit einem gleichaltrigen, gut hörenden Mädchen aus der Nachbarschaft an, mit dem sie später den Kindergarten und auch die Schule im Wohnort besucht.

Mit dem Thema Schule werden die Eltern konfrontiert, als der ältere Bruder schulpflichtig wird. Integration im Sinne einer Beschulung behinderter Kinder auf der Regelschule ist noch unüblich. Der Besuch einer Schwerhörigenschule, die weit vom Wohnort entfernt liegt, würde eine Unterbringung im Internat oder in einer Pflegefamilie bedeuten. Petras Eltern möchten ihre Kinder nicht aus dem Haus geben. Um ihren Kindern den Besuch der örtlichen Regelschule zu ermöglichen, bringen sie beiden Kindern das Lesen und Schreiben vor ihrer Einschulung bei. Beim ersten Gedanken an die Kindergarten- und Grundschulzeit hat Petra keine schlechten Erinnerungen, sie meint auch, sich nicht als »anders« wahrgenommen zu haben. Die Grundschulzeit verläuft unproblematisch, zumal es im Wesentlichen darum geht, die vorne stehenden Lehrer zu verstehen. Eine FM-Anlage gibt es noch nicht, als Petra in die Förderstufe kommt.

Diese erste Erinnerung wird relativiert, als ihr einige Gegebenheiten einfallen. Petra ist sich der Konsequenzen ihrer Hörbehinderung nicht bewusst. Mit zwölf Jahren wird sie von einer Freundin gebeten, in den Kirchenchor mitzukommen. Nach dem Singen der Weihnachtslieder wird sie dann von der Musiklehrerin aufgefordert, ganz, ganz leise mitzusingen. *»Dann hat's bei mir irgendwie schon gebimmelt, aber ich wusste ja nicht, dass ich anders spreche als andere Menschen, dass ich nicht singen kann, ich dachte, ich singe normal.«* In der Schule meldet sie sich zum Vorsingen, es ist ihr Lieblingslied, Jingle Bells auf Englisch. *»Ich hab gesungen, ich hab gedacht, ich bin da super drin. Nachdem ich fertig war, betretenes Schweigen in der Klasse, die haben alle so entsetzt geguckt und ich wusste nicht, was los ist.«* Niemand hatte Petra gesagt, dass sie aufgrund der Schwerhörigkeit nicht singen kann. Als Kind hat sie nicht begriffen, warum sie auf dem Pausenhof nicht versteht. *»Ich hab das gespürt, aber ich konnte nicht erklären, warum.«*

Petra ist eine gute Schülerin und wird fürs Gymnasium vorgeschlagen. Ihr Bruder besucht bereits ein privates Gymnasium, da die Regelgymnasien die Aufnahme eines hörbehinderten Kindes abgelehnt hatten. Petra hat – vier Jahr später – mehr Glück und darf ab der achten Klasse ein Regelgymnasium besuchen. Während der Bruder die damals in der Entwicklung befindliche Mikroportanlage im Gymnasium benutzt, lehnt Petra diese *»ziemlich große, schwere und für jeden sichtbare«* Anlage für sich ab. *»Ich habe mich einfach geschämt, ich wollte sie nicht tragen.«* In der neunten oder zehnten Klasse wird es richtig problematisch. Schülerbeiträge werden immer wichtiger, aber Petra kann nicht folgen. Sie beteiligt sich nicht mündlich am Unterricht und fühlt sich zunehmend als graue Maus. Vor allem in Englisch versteht sie fast gar nichts, es ist eine Katastrophe, sie liest stattdessen die englischen Bücher während des Unterrichts. Der Englischlehrer ist ohnehin schwer zu verstehen. Weil sie im Unterricht zu wenig mitbekommt, muss sie sich den Stoff zu Hause erarbeiten. Später kommt Latein hinzu, eine tote Sprache, die keine großen Anforderungen an die Aussprache stellt. Vieles in der Schule hängt davon ab, wie die Lehrer den Unterricht gestalten, wie sie sprechen. Sie versucht, sich durchzuwurschteln, fragt nicht nach und sagt einfach »ja«, wenn sie gefragt wird. Die Eltern halten regen Kontakt mit den Lehrern und klären sie, soweit es ihnen möglich ist, über Petras Bedürfnisse auf. Heute weiß Petra, dass es den Eltern nicht möglich war, die Folgen und Begleiterscheinungen der Hörschädigung und den Umgang der Mitschüler hinreichend zu vermitteln. So kommt es immer wieder zu Problemen, wenn manche Lehrer »großzügig« sind und Petras schriftliche Leistungen als Grundlage für die Zensuren nehmen und auf die Bewertung der mündlichen Unterrichtsbeteiligung verzichten. Weder Petra noch ihren Eltern ist bekannt, dass ein Nachteilsausgleich eingefordert und mündliche Aufgaben durch schriftliche ersetzt werden können. Mit Fleiß und Ausdauer erreicht Petra den angestrebten Schulabschluss: das Abitur.

Rückblickend auf ihre Selbstwahrnehmung während der Schulzeit sagt Petra heute: *»Ich war gut, ich war so wie alle anderen auch, ich war ›normal hörend‹.«* Dass diese Wahrnehmung jedoch zunehmend in Konflikt mit der sich aus der Hörschädigung ergebenden Realität geriet, hat Petra durchaus gespürt, aber richtig bewusst wird ihr dies erst, als sie beginnt, sich mit ihrer Hörschädigung auseinanderzusetzen.

Während der Schulzeit ist Petras Kontakt mit anderen Schwerhörigen auf ihren Bruder begrenzt, der seinerseits mit 18 Jahren begonnen hat, in den Schwerhörigenverein zu gehen und dort einen Freundeskreis aufgebaut hat. Die Versuche der Eltern, sie mit anderen Schwerhörigen in Kontakt zu bringen, scheitern an Petras Ablehnung. Nach einem Besuch eines Schulfestes in Bad Kammberg, der Schwerhörigenschule, wird diese Ablehnung nur noch verstärkt, viele Kinder dort unterhalten sich in Gebärdensprache und Petras Fazit lautet: *»Das bin ich nicht, da gehöre ich nicht hin und das will ich nicht.«* Als Petra 16 ist, feiert ihr Bruder zu Hause im Keller seinen Geburtstag, er hat schwerhörige Freunde eingeladen. Die Mutter fordert Petra zum Mitfeiern auf. Petra trifft dort auf einen Mann, der ihr gefällt, und setzt sich neben ihn, aber keiner von beiden spricht ein Wort. Nach dem Essen ist für Petra die Feier zu Ende und sie verlässt den Partykeller wieder. Die jungen Schwerhörigen wirken befremdlich auf sie, aber in der hörenden Welt kommt es immer öfter zu unerquicklichen Situationen. Mit ihrer Freundin, die sich mit 16, 17 Jahren immer mehr für Jungen interessiert, geht Petra in die Disco. Petra ist ein hübsches

Mädchen, das oft zum Tanzen aufgefordert oder angesprochen wird. Sie kann nicht sagen, dass sie schwerhörig ist und so muss sie erfahren, dass sich die jungen Männer rasch von ihr abwenden, weil sie nicht angemessen reagiert. *»Ich hab irgendwie blöd geantwortet und die haben gemerkt, mit der stimmt was nicht.«* Die jungen Männer wenden sich der Freundin zu, reden und tanzen mit ihr und Petra steht dumm daneben. Die Folge ist, dass Petra einen großen Bogen um Jungen macht und dabei spürt, wie sie immer mehr in die Isolation gerät, alle sozialen Kontakte schwierig erscheinen. Diese Entwicklung bleibt den Eltern nicht verborgen und sie unternehmen einen weiteren, diesmal energischen Versuch, Petra in den Schwerhörigenverein zu bringen. *»Als ich 17 war, haben sie mich ins Auto gesetzt und mich vor die Tür des Schwerhörigenvereins gefahren und gesagt ›jetzt gehst du da rein‹.«* Zum ersten Mal erlebt Petra die Selbstverständlichkeit, mit der aufeinander Rücksicht genommen wird, dass Leute auf sie zukommen, sich für sie interessieren, dass sie versteht, was gesprochen wird. *»Es war sooo toll!«* Im Gegensatz zu ihrem ersten Kontakt mit schwerhörigen Jugendlichen, damals beim Geburtstag ihres Bruders, fühlt sich Petra jetzt wohl im Kreise anderer Hörbehinderter. Ein Schlüsselerlebnis, der Auftakt, sich mit der eigenen Hörbehinderung auseinanderzusetzen! Von da an besucht Petra regelmäßig den Jugendclub des Schwerhörigenvereins und nimmt im folgenden Jahr am ersten Bundesjugendsommertreffen in Ratzeburg teil, wo sie viele junge Hörgeschädigte kennen lernt. *»Das war **das** Erlebnis!«* Fortan engagiert sie sich in der Bundesjugend[22], nimmt an zahlreichen Seminaren teil und lernt langsam, mit ihrer Hörbehinderung umzugehen. *»In den Seminaren wurde viel Hintergrundwissen vermittelt, Kommunikationstaktik, also sehr viel von dem, was wir heute in der Audiotherapie machen.«* Sie bemerkt, wie gut die anderen bei der Bundesjugendfreizeit mit der Mikroportanlage verstehen können und entscheidet, diese nun auch selber zu benutzen.

22 Bundesjugend im Deutschen Schwerhörigenbund.

Zu dieser Zeit steht Petra vor der Berufswahl. Sie möchte gerne Pharmazie studieren, doch zu ihrer Enttäuschung rät die Studienberaterin dringend davon ab mit der Begründung, dass sie als Schwerhörige später keine Approbation erhalten würde, denn sie müsse als Apothekerin ja alles richtig verstehen. Schließlich gibt Petra dem Drängen ihres Vaters nach und beginnt ein Studium an der Verwaltungshochschule. Der Vater hegt die Hoffnung, dass »beim Staat« mehr Rücksicht auf Menschen mit Behinderungen genommen und der angestrebte Beamtenstatus ihr höhere Sicherheit geben wird.

Ermutigt durch die Erfahrungen in der Bundesjugend, verwendet Petra im Studium die Mikroportanlage und verspürt eine deutliche Verbesserung des Verstehens. Erst jetzt wird ihr bewusst, wie schwer sie es sich selbst gemacht hat während der Schulzeit.

Nach Abschluss des Studiums nimmt sie eine Tätigkeit beim Regierungspräsidium auf. Den laufbahnrechtlichen Bestimmungen zufolge wird man ja erst nach einer gewissen Zeit verbeamtet. Eine sichere Stelle beim Staat, also die Verbeamtung, war ja ein wesentlicher Grund für Petras Entscheidung für diese Ausbildung, und dieses Ziel will sie nicht aufs Spiel setzen. Das ist ein Motiv für ihre Zurückhaltung bei der Offenbarung der Auswirkungen ihrer Hörschädigung, ein anderer ist wohl einfach die Tatsache, dass sie zu diesem Zeitpunkt ihre Behinderung noch nicht akzeptiert hat und somit nicht in der Lage ist, sich entsprechend zu verhalten. In ihrer Behörde muss sie viel telefonieren und hat Publikumsverkehr, viele der Besucher sind Ausländer. Welch eine Herausforderung für eine junge Frau, die kaum telefonieren kann und Sprecher mit Akzent nur mit Mühe versteht! Petra arrangiert sich mit einer Kollegin, die die meisten Telefonate übernimmt, während Petra im Gegenzug schriftliche Arbeiten für die Kollegin erledigt. Dem Chef ist weder diese Vereinbarung noch das Ausmaß von Petras Hörschädigung bekannt. Dennoch kommt es immer wieder vor, dass

Petra telefonieren muss, z.B. wenn sie sich allein im Zimmer aufhält und das Telefon klingelt. *»Ich bekam Angst, wenn das Telefon klingelte, ich habe mich immer durchgemogelt, das hatte zur Folge, dass ich einen Hörsturz nach dem anderen bekam, durch den Stress.«* Beim Durchmogeln lässt Petra eine schier grenzenlose Phantasie walten. Da sie Zahlen noch einigermaßen versteht, werden sie zum Dreh- und Angelpunkt der telefonischen Konversation. Glücklicherweise arbeitet man noch mit Karteikarten. Anrufer werden also nach dem Geburtsdatum gefragt, Petra forstet die Kartei nach diesen Daten durch und fragt den Anrufer, ob er derjenige sei, dessen Geburtsdatum sie in der Kartei gefunden hat. An ihrem Geburtstag, es ist ein Sonntag, ruft der Chef sie zu Hause an, um ihr zu gratulieren. Petra geht ans Telefon, versteht aber nicht den Namen des Anrufers, glaubt, es wäre ein Freund. Sie reagiert ganz locker: *»Danke schön, dass du mir gratulierst, ich weiß zwar jetzt nicht, wer du bist, ich verstehe heute Morgen so schlecht, mach's gut und tschüss.«* Dann ist die Sache natürlich aufgeflogen und sie redet sich damit heraus, dass ihr Hörgerät an dem Tag defekt gewesen sei.

In dieser Zeit verschlechtert sich Petras Hörvermögen drastisch und auch im Schwerhörigenverein fällt ihr das Verstehen immer schwerer. In der Bundesjugend klappt es noch besser, aber diese Treffen finden halt nicht so häufig statt. Als nahezu Ertaubte fühlt sie sich im Frankfurter Verein, wo die meisten Leuten leicht- bis mittelgradig schwerhörig sind, nicht mehr richtig wohl und schaut sich nach Alternativen um. Über den Sport, Petra spielt sehr gut Tennis, findet sie Kontakt zu Gehörlosen, die ihr nahelegen, bei ihnen im Sportverein mitzuspielen. Da sie nun so gut wie taub ist, erhofft sie sich in der gebärdensprachlichen Kommunikation eine Alternative und tritt in den Gehörlosenverein ein. Mehrere Jahre lang spielt sie dort Tennis in der Nationalmannschaft, sie spielt bei der Weltmeisterschaft in den USA mit, nimmt an Lehrgängen teil und besucht Gebärdenkurse.

Am besten lernt sie die Gebärdensprache durch den Austausch mit den Gehörlosen. In Amerika kommt es zu einer einschneidenden Erkenntnis. Nach zwei Wochen intensiven Zusammenseins mit Gehörlosen stellt sie fest, dass dies nicht ihre Welt ist. Ihre Sozialisation unterscheidet sich zu sehr von der Art, wie die Gehörlosen aufgewachsen sind. Trotz guter Gebärdensprachkenntnisse und der sportlichen Gemeinsamkeiten spürt Petra, dass sie sich der Gehörlosenkultur nicht zugehörig fühlt. *»Meine Welt ist die Lautsprache und ich brauche die Lautsprache.«*

Da Petra weiterhin in der Bundesjugend aktiv ist und auch an Seminaren teilnimmt, gelingt ihr die Akzeptanz ihrer Behinderung zunehmend besser. Sie nimmt ihre Bedürfnisse immer besser wahr und kann sie auch immer besser artikulieren. Petra nimmt die Partnerschaft mit ihrem ebenfalls schwerhörigen späteren Mann auf, den sie bereits einige Jahre zuvor in der Bundesjugend kennen gelernt hat. *»Also damals hab ich mir schon gesagt, ich möchte nur einen Partner, der auch schwerhörig ist. Oder der gut hörend ist, sich aber irgendwie mit der Schwerhörigkeit auskennt, oder dessen Eltern schwerhörig sind. Heute mit dem CI würde ich vielleicht sagen, käme ich auch mit einem gut hörenden Partner zurecht. Aber letztendlich Verständnis für alle diese Probleme bekommt man eher bei einem schwerhörigen Partner. Also ich bin schon froh, dass mein Partner schwerhörig ist.«*

1996 wechselt Petra den Arbeitsplatz und weist von vornherein darauf hin, dass sie nicht telefonieren kann, sie hat eine zuarbeitende Kollegin, die für sie telefoniert. Diesmal nicht mehr heimlich, sondern ganz offiziell!

Noch zu Zeiten ihrer Zugehörigkeit beim Gehörlosensportverein erfährt sie vom CI, beschäftigt sich zunächst aber nicht mit dem Thema. Auch im Schwerhörigenverein, wo sie weiterhin Mitglied ist, wird über das CI gesprochen, allerdings ist die Haltung eher ablehnend. Als begeisterte Sportlerin ist Petra in einer Skifahrerclique mit anderen jungen Schwerhörigen zusammen. Und in dieser Clique tauchen die ersten CI auf: Zwei mit Petra befreundete Mediziner, Dr. Jürgen Neuburger[23] und Dr. Roland Zeh[24], haben sich in Hannover mit einem CI versorgen lassen und ganz offensichtlich klappt das Hören gut damit. Petra möchte gerne besser verstehen. Sie überlegt, dass sie, wenn sie später Kinder hat, diese gerne akustisch verstehen würde und entscheidet sich relativ schnell. 1999 wird sie in Hannover operiert und erhält das Clarion-CI mit Platinum Soundprozessor. Die Entscheidung für ein Implantat der Firma Advanced Bionics fällt ihr leicht, da ihre Freunde damit sehr zufrieden sind.

Der Hörerfolg stellt sich schnell ein, bereits ein drei viertel Jahr nach der Erstanpassung kann Petra wieder telefonieren und den Publikumsverkehr bewältigen. Mit einem derartigen Ergebnis hat sie als von Geburt an hochgradig Schwerhörige nicht gerechnet. Petra erkennt, wie schwierig und anstrengend doch die alltägliche Kommunikation in ihrem privaten und beruflichen Umfeld vor der CI-Versorgung war. *»Das, was ich mir erhofft habe, ist auch voll erfüllt worden, muss ich ehrlich sagen. Das CI hat mir doch eine Menge gegeben, also wahnsinnig viel. Ich könnte mir nicht mehr vorstellen, ohne CI zu sein.«* Im Beruf und auch bei anderen Aktivitäten setzt Petra Zusatzhilfsmittel ein, z.B. die FM-Anlage und den Hörverstärker fürs Telefon.

Im Jahr 2000 absolviert Petra, die seit 1996 nebenberuflich an der Fern-Uni Hagen Erziehungswissenschaften studiert, die Ausbildung zur Audiotherapeutin. Dies wäre ohne CI völlig unmöglich gewesen. Sie leitet jetzt audiotherapeutische Seminare und berät Hörgeschädigte.

---

23 Dr. med. Jürgen Neuburger, Arzt in der HNO-Klinik der MHH.
24 Dr. med. Roland Zeh, zum hier geschilderten Zeitpunkt Chefarzt der Baumrainklinik Bad Berleburg.

Das CI bietet viele neue Möglichkeiten und Petra weiß sie zu nutzen. Auch zu Hause ist vieles einfacher geworden, sie kann sich besser mit ihrem Mann, der gerne »*frei Schnauze schwatzt*« unterhalten. Früher war das alles viel schwieriger, obwohl ihr Mann immer sehr rücksichtsvoll war. 2002 und 2004 werden ihre Söhne geboren, Petra glaubt, dass es ohne CI sehr schwer geworden wäre mit den Kindern. Es ist ja schließlich auch das Umfeld, mit dem sie sich verständigen muss: im Kindergarten, mit den Erzieherinnen, mit den Müttern der anderen Kinder. Natürlich ist es kaum möglich, bei dem Lärmpegel in der Krabbelgruppe Gespräche zu führen, aber auf dem Nachhauseweg ist ein Gespräch mit einer anderen Mutter mühelos durchführbar. Seit der CI-Versorgung hat Petra auch viel mehr Kontakte zu gut Hörenden als vorher.

Hinsichtlich der emotionalen Bedeutung der Stimme ihrer Kinder meint Petra, dass sie im Vergleich zu gut Hörenden oder auch zu spät Ertaubten ganz und gar Augenmensch sei und Gefühle mehr visuell wahrnehme. Die von den Kindern artikulierten Bedürfnisse nimmt sie durchaus mit dem »Werkzeug Hören« wahr, aber ihre Befindlichkeiten werden ihr im wahrsten Sinne des Wortes er*SICHT*lich. Wem ein Sinnesorgan fehlt, der konzentriert sich auf ein anderes, sehr gut funktionierendes Sinnesorgan und dieses transportiert dann auch das emotionale Befinden. Bei Petra ist der erste Blick maßgeblich, wenn sie jemanden kennen lernt. Sie vermutet, dass gut Hörende andere Menschen aufgrund ihrer Stimmlage sympathisch oder unsympathisch finden können. Das ist bei ihr nicht der Fall. Allerdings hatten schon immer diejenigen, die angenehm gesprochen haben, d.h. die laut genug und vor allem deutlich redeten, einen höheren Sympathiefaktor bei Petra, als diejenigen, die kaum verständlich sprachen.

Die Kinder haben sich auf Petras kommunikative Anforderungen eingestellt, sie reden deutlich und schauen die Mutter beim Sprechen an. Sie sind sich durchaus des Unterschieds bewusst, denn mit den Großeltern sprechen sie schneller und passen sich an, wenn »*kreuz und quer gebabbelt wird*«.

Auch im Hinblick auf Kinder hatte sich Petra ja zum CI entschlossen, sie ist aber überzeugt, dass sie einen anderen Weg gefunden hätte, wenn ein CI bei ihr nicht möglich gewesen wäre. Kinder hätte sie dann bestimmt auch bekommen. Da Petras Schwerhörigkeit erblich bedingt ist, hat sie vor der Schwangerschaft eine genetische Beratungsstelle aufgesucht, wo ihr gesagt wurde, dass ihre Hörbehinderung rezessiv vererbbar ist. Daher sei die Wahrscheinlichkeit, selbst hörgeschädigte Kinder zu bekommen, eher gering. Außerdem haben in ihrem Bekanntenkreis die meisten hörgeschädigten Eltern gut hörende Kinder. Vielleicht hätte sie es sich genauer überlegt, Kinder in die Welt zu setzen, wenn sicher gewesen wäre, dass die Kinder die Hörschädigung erben würden – aber letztendlich hätte sie sich wahrscheinlich auch dann für Kinder entschieden. So sehr sie sich freut, dass die Kinder hörend sind, wenn sie schwerhörig wären, hätte sie sich »*auch kein Bein ausgerissen*«.

Petra findet, dass Schwerhörigkeit auch etwas Gutes hat. Das Gemeinschaftsgefühl, wie es sie es in Gruppen Schwerhöriger erlebt, gebe es sonst nicht in der Gesellschaft, dies sei ihr schon oft von hörenden Freunden, die bei Feiern im Verein u.Ä. dabei gewesen waren, bestätigt worden. Aufgrund ihrer Hörschädigung hat Petra so vieles erlebt, so vieles gesehen, ausprobiert. »*Die Schwerhörigkeit hat mir geholfen, das Leben in Angriff zu nehmen, etwas daraus zu machen.*«

Schwerhörigkeit ist eine Herausforderung, die Petra angenommen hat und ihr Leben mit Sinn erfüllt. Sie hat einen klaren Blick dafür entwickelt, was ihr wichtig ist und wie sie ihre Erfahrungen zielorientiert umsetzen kann.

Im beruflichen Bereich – Petra ist sehr ehrgeizig – ist ihr klar geworden, dass die in der Behörde vorherrschenden Strukturen ihren Aufstiegschancen diametral entgegengesetzt sind. Vieles läuft informell ab, sich da einzuklinken kostet viel Kraft, Sitzungen mit mehr als 30 Teilnehmern sind nicht so leicht zu bewältigen. Wer befördert werden will, muss mitmischen, in Teamsitzungen gut reden und sich bei Projektarbeiten beteiligen. Da kommt es gar nicht darauf an, ob man gute Arbeit leistet, sondern darauf, wie man sich verkauft.

Petra sieht hier wenig Chancen für sich, erkennt aber auch, dass sie im Grunde ganz andere Interessen und Fähigkeiten hat, die sie auch nutzt. Viel Motivation, beruflichen Aufstieg in der Behörde zu erlangen, hat Petra daher nicht. »*Wenn ich motiviert wäre, alles zu verstehen und überall mitmischen zu müssen, würde ich darauf bestehen, dass in den Sitzungen das Mikrophon der Mikroportanlage immer weitergereicht wird, aber so sage ich mir, ach lass sie quatschen.*«

In der Abschlussarbeit ihres Fernstudiums befasst sie sich mit einem Thema, das ihr sehr am Herzen liegt und dem sie sich auch in ihrer ehrenamtlichen Tätigkeit in der Bundesjugend widmet: schwerhörige Schüler an Regelschulen. Ihre eigenen Erfahrungen als schwerhöriges Kind an Regelschulen und das im Studium erworbene theoretische Wissen eröffnen ihr neue Perspektiven. Die Bundesjugend hat einen Projektantrag bei der ›Aktion Mensch‹ gestellt, um Netzwerkprojekte zu fördern, die sich dem Austausch schwerhöriger Jugendlicher an Regelschulen widmen.

Rückblickend auf die eigene Schulzeit, während der sie ja das einzige schwerhörige Kind in der Klasse war, stellt Petra eine Divergenz zwischen dem Eigenerleben und der Reaktion bzw. der vermuteten Einschätzung der Lehrer fest. Es sei durchaus davon auszugehen, dass andere hörgeschädigte Kinder ihre Situation sehr ähnlich erleben. »*Ich habe gedacht, ich habe da halt so zwei Dinger im Ohr, das ist halt so, das gehört zu mir.*« Obwohl ihr selbstverständlich klar war, dass diese »zwei Dinger« nötig waren zum Hören, hätte sie als Kind nie sagen können, ›in der Gruppe kann ich nicht so gut verstehen, das hängt mit meinem Hören zusammen‹. Eher neigte sie zu der Auffassung, nicht so gut wie die anderen zu sein, in bestimmten Situationen zu versagen. Sie war nicht in der Lage, die erschwerte Kommunikation in Gruppen auf die Hörschädigung zurückzuführen. Dies widerspricht nur scheinbar der weiter oben geschilderten Selbstwahrnehmung *»Ich war gut, ich war so, wie alle anderen auch, ich war ›normal hörend‹.«* Und zwar in erster Linie deshalb, weil Wahrnehmung und Bewusstheit nicht in einem Strang verliefen. Petra war (und ist) schwerhörig und gleichzeitig war sie eine gute Schülerin, die ihre gefühlten Schwierigkeiten, z.B. das Verstehen in Gruppen, weder sich noch anderen erklären konnte. Es bestanden sozusagen zwei Wahrheiten nebeneinander! An die Lehrer kam Petra oftmals nicht richtig heran, was sie heute u.a. darauf zurückführt, dass diese Lehrer nicht wussten, wie sie mit einer schwerhörigen Schülerin umgehen sollten, sich nicht in deren Lebensgefühl hineinversetzen konnten. Auch die Eltern konnten über die Notwendigkeit des Blickkontakts hinaus keinerlei Hintergrundinformationen geben. Die gestörte Interaktion führte schließlich dazu, dass sich Petra während der Pubertät immer mehr zurückzog. Der subjektive Imperativ[25] des *»ich muss funktionieren«* durchzog Petras Kindheit und Jugend. Da gab es nichts zu hinterfragen und auch keine Ortung des »Problems«.

Aus ihrer Arbeit in der Bundesjugend weiß Petra, dass sich für schwerhörige Schüler an Regelschulen bis heute nicht viel geändert hat. Wer ausschließlich unter Hörenden aufwächst und keine Kontakte zu anderen Schwerhörigen unterhält, hat keine andere Wahl, als sich dem

---

25 Unter subjektive Imperative versteht man Sollvorstellungen, die mit dem Gefühl des »Muss« bzw. »Darf nicht« verbunden sind. Siehe Wagner, A. S. 385.

Kommunikationssystem unserer Gesellschaft anzupassen. Das führt viele zu der irrigen Annahme, funktionieren sei gleichbedeutend mit integriert sein. Integration bedeutet aber, mit seiner Behinderung angenommen zu werden, die Bereitschaft der Rücksichtnahme und der Offenheit der Gesellschaft, ihrerseits auch von behinderten Menschen etwas anzunehmen. Daraus folgt die Notwendigkeit, schwerhörige Kinder schon im Grundschulalter die Konsequenzen ihrer Behinderung zu vermitteln. Kinder, die frühzeitig lernen, dass bestimmte Kommunikationsprobleme durch die Behinderung bedingt sind, dass auch viele andere schwerhörige Kinder davon betroffen sind und dass sie keineswegs ein Zeichen von persönlicher Schwäche, mangelnder Intelligenz oder unzulänglichem Charakter darstellen, gelangen zu einer realistischeren Selbstwahrnehmung, zu einem besseren Selbstwertgefühl und können ihre Bedürfnisse besser artikulieren.

Petras Eltern bedauern heute, sie und ihren Bruder nicht schon viel früher mit anderen schwerhörigen Kindern und Jugendlichen zusammengebracht zu haben. Dass diese Kontakte immens wichtig sind, müssen sie aber geahnt haben, als sie Petra – damals gegen ihren Willen – in den Schwerhörigenverein brachten. Die Einbeziehung hörender Eltern schwerhöriger Regelschüler in ein soziales Netzwerk sei daher von großer Bedeutung. Vielen Eltern mangele es am Bewusstsein, dass ihre schwerhörigen Kinder, vor allem wenn sie auf die Regelschule gehen, den Kontakt zu anderen schwerhörigen Kindern brauchen, um mit ihrer Behinderung zurechtzukommen. Gerade wenn Kinder auf der Regelschule gute Leistungen erbringen oder nicht auffallen, erliegen die Eltern oft dem Trugschluss, alles wäre in bester Ordnung.

Heute setzt die Arbeit der Bundesjugend bereits bei Eltern kleiner schwerhöriger Kinder an, klärt auf, ermutigt zu Gesprächen mit jungen erwachsenen Schwerhörigen, die aus ihren Erfahrungen an der Regelschule gelernt haben.

Petra hat von ihren Kontakten mit anderen Schwerhörigen sehr profitiert, sie haben ihr die Auseinandersetzung mit und die Akzeptanz ihrer Behinderung ermöglicht. Das CI löse nicht alle Probleme, man bleibe weiterhin hörgeschädigt, betont Petra. Lösungsstrategien entwickelt sie aufgrund ihres Wissens und ihrer Lebenserfahrung, das CI erleichtert die Kommunikation in allen Lebensbereichen und eröffnet ihr Möglichkeiten, sich beruflich und ehrenamtlich ihren Fähigkeiten und Interessen entsprechend zu engagieren.

Petra hat sich inzwischen mit dem Gedanken befasst, das andere Ohr auch mit CI versorgen zu lassen, und ist zu dem Schluss gekommen, dass bei ihr die Zeit dafür noch nicht reif ist. Sie macht sich Gedanken über den »Computer im Kopf«, welche langfristigen Auswirkungen im Gehirn ausgelöst werden. Obwohl befreundete Mediziner in Gesprächen versucht haben, ihre Bedenken zu zerstreuen, denkt sie darüber nach. Ein weiterer Faktor ist die Befürchtung, ihr Gleichgewicht könnte Schaden nehmen, wenn das andere Ohr auch operiert wird.

3. Rainer: Ich möchte nicht taub sein, ich möchte hören

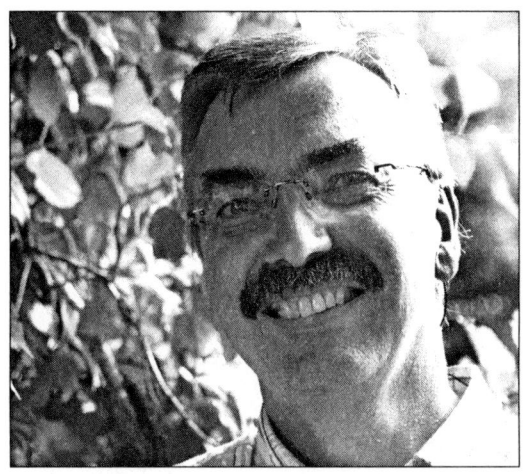

Rainer © P. Strobel, Photodesign

Rainer wurde 1953 gut hörend und gesund im Ruhrgebiet geboren. Im Alter von sieben Monaten erkrankt er an Meningitis und muss acht Wochen im Krankenhaus bleiben. Zunächst sind die Eltern glücklich und erleichtert, dass ihr Sohn die schwere Krankheit überstanden hat, bis sie schließlich merken, dass Rainer auf Zuruf nicht reagiert. Zu diesem Zeitpunkt ist Rainer bereits zwei Jahre alt. Die Eltern sind beunruhigt und stellen ihr Kind einem Facharzt und in der Klinik Münster vor. Die Diagnose ist niederschmetternd: »Ihr Kind ist taub.« Hinweise auf mögliche Frühförderung gibt es ebenso wenig wie eine Hörgeräteverordnung.

Rainer besucht den Regelkindergarten, wo er jedoch kaum Kontakt zu den anderen Kindern aufbauen kann, da er sie nicht versteht. »*Ich hatte Probleme. Ich hatte überhaupt nicht verstanden, was die anderen Kinder gesagt haben. Ich habe nur gespielt, aber hören konnte ich nicht!*«

Mit sechs Jahren erhält Rainer sein erstes Hörgerät und kommt in die Schwerhörigenschule in Dortmund. Sprechen kann er noch nicht. Morgens um sechs Uhr muss er aufstehen, mit Zug und Straßenbahn nach Dortmund fahren. Die lange Fahrt ist anstrengend, erst gegen 15.30 Uhr kommt er wieder nach Hause. Zeit zum Spielen bleibt kaum. Die beiden ersten Jahre wird er von seiner Mutter begleitet, danach fährt er allein. Rainers Schulzeit ist eine Odyssee. Rainer wird – ebenso wie andere Kinder – von den Lehrern geschlagen. *»Das war nicht nur ich, mehrere Kinder haben ja auch Schläge bekommen, ein Schulfreund – das war ganz schlimm – der hatte eine kurze Hose an, und wurde auf die nackte Haut geschlagen, das hat sehr weh getan, da hat er richtig geheult, ganz schlimm.«* Noch heute erinnert sich Rainer an die ausgestandenen Ängste! Unter diesen Bedingungen ist es ihm unmöglich, etwas zu lernen, er muss mehrfach die Klasse wiederholen und fühlt sich schlecht und dumm. Interventionen der Eltern führen zu keiner Veränderung, er wird weiter geschlagen. *»Und dann wieder zurück, dann musste ich wieder zur Schule, und wieder das Gleiche, immer wieder Schläge, das hörte nicht auf.«*

In der Familie allerdings erhält Rainer eine gute Unterstützung, die Verwandten bemühen sich, ihm durch langsames und deutliches Sprechen das Verstehen zu ermöglichen. Hier fühlt er sich wohl.

Am Wohnort hat Rainer einen Freund, der wegen seiner lauten Art von den Eltern nicht gerne gesehen wird, aber Rainer kommt gut mit ihm zurecht, zumal er ihn – da er so laut spricht – gut verstehen kann. Auch mit seinen Mitschülern verbindet Rainer ein gutes Verhältnis, allerdings sind die Kontaktmöglichkeiten außerhalb der Schule schon dadurch begrenzt, dass die Kinder alle an verschiedenen Orten im Großraum Dortmund wohnen. Mit einem Mitschüler, der inzwischen auch CI-Träger ist, verbindet Rainer noch heute eine Freundschaft.

Rainer kann die frustrierende Situation in der Schule nicht mehr ertragen. »*Und mit 15 habe ich freiwillig aufgehört, ich hatte keine Lust mehr. Da war ich in der achten Klasse. Normalerweise hätte ich noch die neunte Klasse und zehnte Klasse machen müssen, aber das war immer das Gleiche, immer Schläge, da hatte ich keine Lust mehr.*«

Als Rainer 14 Jahre alt ist, wird ein kleiner Bruder geboren. Wegen des großen Altersunterschieds entwickelt sich nie ein enges Verhältnis und auch jetzt als Erwachsene haben beide keinen nennenswerten Kontakt miteinander.

Rainer beginnt eine Ausbildung zum Schilder- und Lichtreklamehersteller. Er besucht abwechselnd die Regelberufsschule und die Gehörlosenberufsschule. Hier endlich lernt er gut schreiben und rechnen. Im Gegensatz zur Schulzeit gibt es weder am Ausbildungsplatz noch in den Berufsschulen Probleme. Endlich ist die angstvolle Zeit ausgestanden, Rainer ist mit Begeisterung bei der Sache und erhält viel Lob von seinem Chef. Mit 18 schließt er die Ausbildung erfolgreich ab und arbeitet nun als Geselle im selben Betrieb. Nach einem Jahr spricht Rainer seinen Chef erfolglos auf eine Lohnerhöhung an, da ihm 4,50 DM Stundenlohn zu wenig erscheinen. Rainer ist sich seines Wertes durchaus bewusst und bewirbt sich bei einer großen Lackiererei in einem Autohaus. Inzwischen arbeitet Rainer seit 33 Jahren in dieser Firma. Jedes Jahr gibt es eine Lohnerhöhung, Rainer ist 17, ein gut aussehender, großer junger Mann, der gerne ausgeht und Ausschau nach Mädchen hält. »*Dann habe ich meine Frau kennen gelernt, in der Disco, die Musik war so laut, da hab ich das Hörgerät ausgeschaltet und in die Tasche gesteckt.*«

Noch heute schwärmt er: »*Sie sah sehr gut aus, mit langen Haaren, und ich war so glücklich. Ich habe mit ihr gesprochen und dann haben wir nachher schön getanzt und ein bisschen geschmust.*« Rainer informiert seine Freundin gleich über seine Schwerhörigkeit.

Da sich beide gut verstehen, stellt sie kein Problem dar. Allerdings äußern die Eltern der jungen Frau gewisse Zweifel, die Rainer jedoch bei der ersten Begegnung mit den zukünftigen Schwiegereltern zerstreuen kann. Zwei Jahre später verlobt sich das junge Paar und nach weiteren zwei Jahren findet die Hochzeit statt. Der frischgebackene Ehemann ist nun 21, verdient gutes Geld und wird in seinem Beruf anerkannt. Es werden zwei Kinder geboren, die mit der Hörschädigung des Vaters aufwachsen. In der Regel gibt es keine Probleme deswegen: »*Mit dem Hörgerät habe ich die Kinder verstanden, die haben das gemerkt, wir müssen mit dem Papa langsam sprechen, der hört ja schwer. Und dann haben sie auch langsam gesprochen!*« Dennoch erlebt Rainer Einschränkungen im Alltag, mit denen er sich allerdings relativ gut arrangieren kann. Schwierig ist es zum Beispiel, wenn die Familie zusammen beim Essen sitzt und die heranwachsenden Kinder und die Frau sich unterhalten. Rainer versteht nichts und konzentriert sich aufs Essen.

Im Laufe der Jahre verschlechtert sich Rainers Restgehör zunehmend, es werden immer wieder neue und stärkere Hörgeräte benötigt, deren Einstellungen die Akustiker vor hohe Anforderungen stellen. Seinen HNO-Arzt ersucht Rainer immer wieder um Auskünfte hinsichtlich möglicher Abhilfe: »*Ich war beim HNO-Arzt, Dr. H., der hatte überhaupt keine Ahnung vom CI. Ich hab schon vor zehn Jahren gefragt, ob man denn operieren kann. ›Nein, das kann man nicht operieren, das geht nicht, da kann man nichts mehr machen, sie müssen taub bleiben.‹*«

Aufgrund eines weiteren Hörsturzes, der von heftigem Tinnitus begleitet wird, kommt es 1998 zu einer schweren Krise. Rainer findet keinen Schlaf mehr, es pfeift und saust in seinen Ohren. Rainer greift zu Schmerztabletten, die ihm allerdings auch keine Linderung verschaffen. Zunehmend versinkt Rainer, ein bislang geselliger und lebensfroher Mensch, in Depressionen. Ein halbes Jahr lang ist er arbeitsunfähig und entschließt sich im August 2000 zu einer stationären

Reha-Maßnahme in der Baumrainklinik Bad Berleburg. Begleitet wird er von seiner Frau, die wegen einer orthopädischen Erkrankung eine Reha verordnet bekommen hat.

Bei einem Vortrag des Chefarztes, Dr. Zeh, erfährt Rainer zum ersten Mal vom CI. »*Ich fragte, was heißt das, ›CI‹? Da musste ich erst einmal mit meiner Frau sprechen. Und da habe ich gesagt, Marlies, die können mich operieren, aber sie meinte ›Ach, du hast das nur falsch verstanden‹.*«

Rainer ist sicher, richtig verstanden zu haben und bittet seine Frau, ihn zu einem Gespräch mit Dr. Zeh zu begleiten. »*Dann hat Herr Dr. Zeh das meiner Frau erklärt. Da war sie sprachlos! Er kam noch einmal zu mir ins Zimmer rein und hat mir das Cochlea-Implantat gezeigt. Ich fragte: ›Wie komme ich denn nach Hannover?‹ – ›Das ist kein Problem‹, hat er gesagt, ›ich rufe in Hannover an, Termin ausmachen, dann müssen Sie noch dahin fahren und zwei Tage Voruntersuchung, ob der Hörnerv in Ordnung ist.‹ Da bin ich dann hingefahren im Herbst.*«

Rainer durchläuft die übliche Voruntersuchung und schaut das CI-Video an. Die Vorstellung, dass an seinem Kopf gebohrt würde und auch die große Narbe ängstigen ihn, aber Rainer entscheidet: »*Ja, ich möchte gerne hören, ich möchte nicht taub sein, ich möchte hören.*«

Im Februar 2001 erhält Rainer sein CI. Der Eingriff dauert fünf Stunden, die Schnecke ist verknöchert, so dass die Elektroden nicht so weit wie üblich eingeführt werden können.

Rainer ist glücklich, denn der Tinnitus ist vollkommen verschwunden.

Vor der Entlassung wird das Implantat geprüft, indem der Audiologe einen Piepton einschaltet, den Rainer sehr leise, aber deutlich wahrnimmt. Von der OP erholt er sich trotz starker Gleichgewichtsstörungen rasch und nun wartet er gespannt auf die Erstanpassung. Sechs Wochen später: »*Da haben die das eingeschaltet, da sagt er* [der Audiologe, Anm. d. Verf.] *zu mir: ›Können Sie mich verstehen?‹ Boah, was ist das denn? Das ist ja wie ein Roboter oder so 'ne Mickymaus oder so … Von meiner Frau erkannte ich die Stimme nicht mehr.*«

Rainers Frau rät zur Geduld und spricht ihm Mut zu. Im Verlaufe der zweiwöchigen stationären Basisreha in der MHH kommt es mehrfach zu neuen Anpassungen und täglich gibt es Hörtraining. Rainer freut sich auf zu Hause, denn dort möchte er das Hören mit dem CI in aller Ruhe ausprobieren. Dabei erlebt er auch Situationen, die durchaus als ambivalent empfunden werden:

»*Zu Hause wurde es jeden Tag ein bisschen besser. Ich ging nach draußen in den Garten und hörte die Vögel zwitschern. Den ganzen Tag sind die da nur am Zwitschern, ich konnte das nicht mehr aushalten. Ich musste immer Rasen mähen und den Garten sauber machen. Da hörten die Vögel nicht auf. Ich bin dann reingegangen, ins Wohnzimmer, boah, ich konnte nicht mehr. Aber ich meine, das war ganz schön!*« Nach so vielen Jahren wieder hohe Töne hören, kann an die Schmerzgrenze gehen, vor allem in der Zeit nach der Erstanpassung, wenn man sich erst wieder an die akustische Umwelt gewöhnen und die Geräusche unterscheiden lernen muss.

Nachdem einige Familienmitglieder im Vorfeld der OP ihre Besorgnis geäußert hatten, ist die Freude bei der Rückkehr aus Hannover groß: »*Die Kinder haben sich große Sorgen gemacht, und dann bin ich nach Hause gefahren, da haben die sich gefreut: ›Mann, du kannst wieder hören, das ist ja super, ohne vom Mund abzulesen, das ist ja toll!‹*«

Rainers Eltern, die ihren Sohn ja nur hörgeschädigt kennen, glauben nicht so recht an eine Hörverbesserung, zumal ein operativer Eingriff nötig ist. »*Mein Vater hat Angst gehabt, da sagt er: ›Au, au, au …*

hoffentlich geht das gut.‹ – ›Mach dir keine Sorgen‹, hab ich gesagt, ›das klappt schon.‹ Mein Vater ist jetzt zufrieden, ich kann wieder hören. Meine Mutter hat auch Angst gehabt. ›Au, au, den Kopf aufmeißeln, das kannst du nicht machen‹, sagte sie. Und dann hat meine Mutter so gestaunt: ›Donnerwetter!‹«

Im Jahr 2001 nimmt Rainer an einer speziellen CI-Reha in der Baumrainklinik Bad Berleburg teil. Das Hörtraining bringt ihn weiter, er kann zunehmend besser verstehen und fühlt sich sicherer. Er kann sich gut mit anderen Menschen unterhalten, was vor der Implantation nahezu unmöglich war.

Im beruflichen Alltag muss sich Rainer umstellen. Zwar kann er nun besser verstehen, was die Kollegen sagen, aber er hört auch den Lärm der Werkzeuge viel lauter und vor allem empfindet er ihn als sehr störend. Rainer begegnet diesem Problem, indem er die Mikrophonempfindlichkeit des Sprachprozessors stark drosselt. In der Folgezeit nimmt Rainer sämtliche Anpassungs- und Kontrolltermine an der MHH gewissenhaft wahr. 2005 wird HiRes, eine neue Sprachstrategie, einprogrammiert. Nach anfänglichen Schwierigkeiten empfindet er das Hören nun als angenehmer. Da Rainer schon mehrere Jahrzehnte in derselben Firma arbeitet und die Kollegen auf seine kommunikativen Bedürfnisse eingestimmt sind, gab es auch schon vor der CI-Versorgung keine Probleme mit der Verständigung. Jeder wusste, dass man Rainer auf die Schulter tippen und Blickkontakt herstellen muss, bevor er angesprochen wird. Mit dem CI ist das allerdings viel einfacher geworden. »*Da ruft einer an und sagt: ›Kommst du mal vorbei, der Kunde möchte mit dir sprechen!‹ Hab ich ja früher nie gemacht. Der Kunde hat Probleme mit seinem Auto, Lackschaden. Was kann man denn da machen? Ja, ausbessern oder irgendwie polieren oder so. Ich hab alles verstanden, kein Problem.*«

Das CI hat Rainers Lebensqualität sehr positiv beeinflusst. Viele alltägliche Dinge, die früher aufreibend waren und das menschliche Miteinander störten, sind einfacher geworden.

»Auf einer Fahrradtour bin ich vorgefahren, und sie [die Ehefrau, Anm. d. Verf.] *kommt hinterher. Und ich hab das gar nicht gemerkt, ich bin zu schnell gefahren, und sie konnte nicht so schnell hinterher. Ja, und dann hat sie immer gerufen und gerufen, auf einmal war meine Frau weg. Da musste ich erst mal warten, musste wieder zurückfahren. Au, die war sauer! ›Mensch, ich hab gerufen und gerufen, und du hörst ja gar nichts!‹ Was soll ich denn machen, ich kann nicht immer den Kopp umdrehen? Und jetzt, beim CI, da bin ich auch einmal eine Fahrradtour gefahren. Meine Frau kommt hinterher, die hat immer mich gerufen. Das konnte ich aber sehr gut hören. Jetzt ist sie zufrieden!«*

Rainer geht wieder unter Menschen, wenn er woanders zu Besuch ist, bittet er darum, die Musik leise zu stellen. In Restaurants geht er nicht so gerne, der Störgeräusche wegen. Inzwischen hat er allerdings festgestellt, dass bei der richtigen Programmwahl doch eine Unterhaltung möglich ist. Beim Fernsehen versteht er inzwischen die Tagesschau und auch die Lindenstraße ohne Untertitel. Er freut sich darüber, endlich auch Witze verstehen zu können, das war früher nicht möglich.

Da Rainer auf dem anderen Ohr noch geringe Hörreste hat, nutzt er diese für ein ganz besonderes Entspannungsverfahren: Er hört gerne Unterwassermusik.

Mitte 2005 gründet Rainer zusammen mit seiner Frau eine Selbsthilfegruppe für CI-Träger in Hamm. Das evangelische Krankenhaus stellt dafür einen großen Tagungsraum zur Verfügung. Eine Induktionsanlage wird beschafft. Inzwischen nehmen regelmäßig ca. 30 Personen an den viermal jährlich stattfindenden Treffen teil. Durch die Selbsthilfegruppe trifft Rainer nach vielen Jahren einen alten Schulfreund aus Unna wieder, der sich spontan bereit erklärt, bei den Vorbereitungen zu den Gruppentreffen zu helfen. Darüber hinaus fährt Rainer regelmäßig zu den Patientenseminaren der Baumrainklinik Bad Berleburg und besucht Veranstaltungen der Hannoverschen Cochlear-Implant-Gesellschaft. Er hat zahlreiche neue Sozialkontakte aufgebaut und Freundschaften geknüpft.

Nach reiflichen Überlegungen hat sich Rainer für eine CI-Versorgung auf dem anderen Ohr entschieden, die Operation steht kurz bevor.

Befragt nach seinen Wünschen, verrät Rainer, dass er gerne Großvater werden möchte. Die Tochter steht kurz vor Beendigung des Studiums der Tiermedizin und hat kürzlich geheiratet. Der Sohn ist berufstätig, wohnt aber noch im »Hotel Mama«.

Rainer ist ein lebensfroher Mensch, der sich viele Jahre trotz seiner schweren Hörschädigung durchgeschlagen hat, nun aber mit CI eine deutliche Verbesserung der Lebensqualität verspürt.

4. Nina: Für mich ist das CI ein Sprung nach vorn

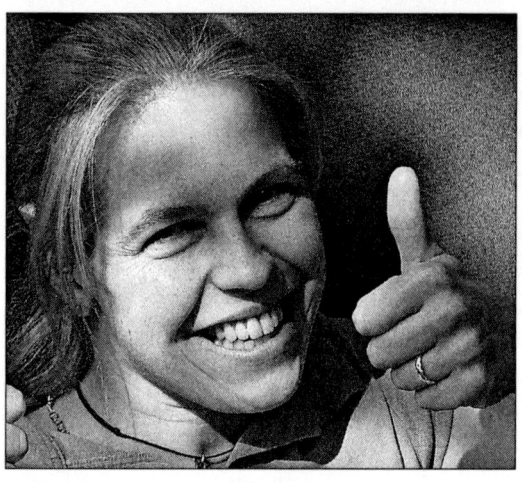

Nina, Foto: privat, bearbeitet von P. Strobel, Photodesign

Nina wurde 1980 als einziges Kind ihrer Eltern geboren und lebt zurzeit mit ihrem Partner zusammen. Sie wächst gut hörend auf, jedoch wird bei der Schuluntersuchung vor dem Übergang auf das Gymnasium eine kleine Auffälligkeit im Hochtonbereich festgestellt. Von Schwerhörigkeit ist laut HNO-Arzt allerdings noch keine Rede, empfohlen wird eine Kontrolle des Gehörs im Einjahresrhythmus. Knapp zwei Jahre später, Nina geht in die sechste Klasse, konstatiert die Mutter, dass Nina den Fernseher doch recht laut aufdreht und stellt sie erneut dem HNO-Arzt vor. Das Gehör hat sich verschlechtert! Es wird eine Verordnung für Hörgeräte ausgestellt.

»Ja, und ich weiß noch, dass für mich gerade diese ersten Hörgeräte, dass das schon irgendwie total schlimm war damals. Also das war der totale Weltuntergang irgendwie.«

Nina entwickelt kein gutes Verhältnis zu den Hörgeräten – heute vermutet sie, dass die Geräte nicht optimal eingestellt waren. Sie trägt sie nur dann, wenn es unbedingt sein muss. Noch kann sie sich dies leisten, denn sie kommt auch ohne Hörgeräte noch recht gut klar, kann telefonieren und einem normalen Gespräch folgen. In der Schule merkt sie jedoch, dass die Hörgeräte ihr das Verstehen im Unterricht erleichtern – einerseits! Andererseits ist der Lärmpegel der Klasse kaum zu ertragen. Es sind an die 30 Zwölfjährige, die durcheinanderreden, diverse Geräusche produzieren! *»Also ich hab's auch ziemlich gehasst. Und, ja, natürlich auch so Phasen gehabt, wo ich mich nachher gefragt hab, warum ausgerechnet ich? Doch, das hat mich schon richtig bös erwischt irgendwie.«*

Zwei Jahre später werden stärkere Hörgeräte fällig. Nina setzt ihren Wunsch nach Im-Ohr-Geräten durch. Glücklicherweise gerät sie an einen jungen, engagierten und verständnisvollen Akustiker. Den Klang der neuen Geräte kann sie besser akzeptieren – die Geräte selber eher nicht. Niemand soll erfahren, dass sie Hörgeräte trägt. *»Aber trotzdem hab ich sie natürlich versteckt, klar. Also in der Schule hab ich keinem gesagt, dass ich Hörgeräte trage. Alles immer schön, die langen Haare immer offen und so, dass das keiner sieht.«*

Im privaten Bereich, insbesondere beim Reitsport, kann Nina schon eher zu ihrer Schwerhörigkeit stehen. *»Wo es ein bisschen anders war, ich war halt damals auch schon reiten regelmäßig, dreimal die Woche, im Stall halt, mit einer Freundin zusammen, die nicht bei mir auf der Schule war, die ich aber aus der Grundschule noch kannte. Und die hat das gewusst. Und da war's halt irgendwann mal so, dass im Stall eine Situation war, also beim Reiten, wenn du in der Reithalle bist, das ist ein sehr großes Gebäude, und wenn dir ein Reitlehrer da was zuruft auf 20 m Entfernung, verstehst du auch nicht immer alles. Aber ich hab natürlich auch nichts gesagt, und irgendwann war ich in der Sattelkammer und grad' so am Wegräumen, und dann kam unsere Reitlehrerin, eine sehr* *junge, die war damals vielleicht 19 oder so, und meinte dann einfach so zu mir: ›Du, Nina, wenn du mich nicht verstehst, dann kannste mir das ruhig einfach sagen, ist ja kein Problem.‹ Und dann war das so, dass meine Freundin ihr das gesagt hatte. Und im ersten Moment war ich total stinkig, und hab erst gedacht, warum erzählt die Simone das irgendwem. Ja, aber das war so ein Auslöser dafür, dass ich schon dann geschafft hab, zwar nicht in der Schule, aber zumindest im Stall offener damit umzugehen. Also da wusste das dann auch ziemlich bald jeder. Und das war dann ganz o.k., also es wurde ganz gut akzeptiert. Es gab dann natürlich ab und an schon mal so ein bisschen Geläster oder blöde Witzchen, wenn ich irgendwas beim fünften Mal nicht verstanden hab, so über ’n Hof hinweg oder so, ja. Aber das war o.k.! Also in der Schule war’s die absolute Katastrophe und im Privaten, im Stall, da war’s o.k.«*

Für Nina bedeuten die Zeiten im Stall einen Ausgleich, eine Möglichkeit, so sein zu dürfen, wie sie ist, mit ihrer Hörschädigung voll akzeptiert zu werden und integriert zu sein. Sie schöpft viel Lebensfreude aus dieser Freizeitbeschäftigung.

Alle zwei Jahre erhält Nina neue Hörgeräte und empfindet diese Etappen immer wieder als weitere Schritte bergab. Während sie von der sechsten bis neunten Klasse noch einigermaßen zurechtkommt und sich mit Hilfe der Sitznachbarin ein wenig durchmogelt, muss sie Mitte der zehnten Klasse feststellen, dass es so nicht weitergehen kann. Ihre Noten verschlechtern sich zusehends, parallel zur Verschlechterung des Gehörs.

Die Mutter ist selbst Lehrerin und spürt, dass sie nun in Anbetracht von Ninas Entwicklung einschreiten muss. Da von ohrenärztlicher Seite keinerlei Informationen hinsichtlich schulischer Zusatzförderung o.Ä. gegeben worden waren, wird nun rasches Handeln erforderlich. Über die ambulante Fördermaßnahme wird Kontakt zu einer Beratungslehrerin hergestellt, die an mehreren Schulkonferenzen teilnimmt und die – bislang ahnungslosen – Lehrer über Ninas Hörbehinderung aufklärt. Viel bedeutsamer für Nina ist aber die Tatsache, dass sie zum ersten Mal auf einen Menschen trifft, der ihr die Stimmigkeit ihrer Gefühle bestätigt. Eine Frau, die versteht, wie es in Nina aussieht. Zwar wird erreicht, dass bei der Benotung das Schwergewicht auf schriftliche Leistungen gelegt wird, aber Ninas Niveau ist in einigen Fächern schon dermaßen abgerutscht, dass nicht mehr viel zu retten ist. Natürlich sind es vor allem die Fremdsprachen, die ihr aufgrund der Schwerhörigkeit zu schaffen machen. *»Ich habe in der fünften Klasse mit Französisch als erster Fremdsprache angefangen und in der siebten Klasse Englisch dazugekriegt. Und d.h. Englisch kam quasi zeitgleich mit den ersten Hörgeräten. Und bis heute stehe ich mit dem Englischen absolut auf Kriegsfuß, ja! Meine englische Aussprache ist (…) existiert praktisch gar nicht.«*

Zum Glück wird in der elften Klasse noch im Klassenverband unterrichtet, noch kann Nina die bisherigen Freundinnen und Freunde um Unterstützung bitten, aber ab der Zwölften wird das Kurssystem eingeführt und ihre Freunde werden Leistungskurse wie Musik oder Französisch wählen – Fächer, die für Nina nicht in Frage kommen. Die Beratungslehrerin legt ihr nahe, auf eine Schwerhörigenschule zu wechseln. Nina ist nicht sonderlich begeistert von der Idee, erklärt sich aber bereit, die Schwerhörigenschule in Essen in Augenschein zu nehmen. Sie erhält die Möglichkeit, einige Tage dort zu hospitieren. *»Und das war schon für mich echt ein Erlebnis. Ja, es war toll, da halt zu hospitieren und alle waren schwerhörig. Und alle haben das verstanden, dass man eben nix versteht vielleicht beim ersten Mal. Und, ja, das war schon ganz toll.«* Nina ist überwältigt von dieser Erfahrung, einmal nicht Außenseiterin zu sein und das Gefühl zu haben, dass andere Jugendliche sich in ihre Lage hineinversetzen können. Aller Begeisterung zum Trotz fällt ihr die Entscheidung nicht leicht. Denn damit verbunden sind der Abschied von ihren Freundinnen, der Klassengemeinschaft und vor allem der Abschied vom Reitstall, denn ein Wechsel nach Essen würde auch eine Internatsunterbringung bedeuten.

Nina ist knapp 17 und noch gar nicht in der Lage zu differenzieren, welche Auswirkungen die Hörschädigung auf ihr Lebensgefühl hat, wie sehr die Schwerhörigkeit und ihre schulischen Probleme miteinander zusammenhängen. »*Ich denke, es war schon mehr so ein sehr chaotisches Gefühl am Anfang.*«

Ninas Mutter, die sie im Anschluss an die Hospitation in Essen abgeholt hatte, ist angetan von der Schwerhörigenschule, aber sie und der Vater überlassen die Entscheidung ihrer Tochter. Darüber ist Nina auch noch im Nachhinein sehr froh. Sie entschließt sich zum Schulwechsel und wiederholt in Essen die elfte Klasse. Die Noten schnellen in die Höhe und nun wird sich Nina des Einflusses der Schwerhörigkeit auf ihre schulischen Leistungen am Regelgymnasium bewusst. Sie fühlt sich sehr wohl an der neuen Schule und beendet sie mit einem glänzenden Abitur.

Dass sie studieren möchte, steht fest. Sie liebäugelt einerseits mit Biologie, andererseits mit Hörgeschädigtenpädagogik. Eigentlich wollte sie schon immer Grundschullehrerin werden. »*So, und dann hab ich mich nach dem Abi beworben in Frankfurt an der Uni, für Biologie, und in Heidelberg für Lehramt für Hörgeschädigtenpädagogik. So, und dann kamen zwei Zusagen.*« Nach langem Abwägen entscheidet sie sich für das Biologie-Studium, u.a. auch deswegen, weil sie dann an ihrem Wohnort bleiben kann. Schon nach einigen Wochen wird ihr der Unterschied zwischen Biologie als Studium und Biologie als Leistungsfach in der Schule klar: Der Anspruch an der Uni ist bedeutend höher. Hinzu kommen die Schwierigkeiten mit dem Hören. Im Hörsaal bei 400 Studenten bietet die FM-Anlage nur eine kleine Hilfestellung. »*Ich hab dann ziemlich schnell gemerkt: Das ist es nicht! Ich war auch*

ziemlich unglücklich mit der Situation. Und hab dann mit diversen Leu-
ten, Freunden, meinen Eltern geredet. Dann ist gleich Ende des ersten
Semesters die Entscheidung gefallen: Nee, also das ist es nicht! Und es war
auch so, dass es natürlich nicht nur Bio war, sondern mir das Ganze schon
auch ein bisschen Angst gemacht hat vor der Uni an sich. Und deswegen
wusste ich dann erst mal gar nicht, was ich jetzt machen soll. Uni, na ja,
das war's nicht. Aber Ausbildung! Was? Keine Ahnung!«

Diesmal ist Nina schon klar, dass etliche Schwierigkeiten mit der
Schwerhörigkeit zusammenhängen, sie beschafft sich Informationen
über das CI, obwohl sie derzeit für sich noch keine Notwendigkeit
dafür sieht.

Durch ihre langjährigen Kontakte mit ihrer Akustikerin ergibt sich
für Nina die Möglichkeit, eine Ausbildung zur Hörgeräteakustikerin
zu absolvieren. Nach einem vierwöchigen Praktikum tritt sie ihren
Ausbildungsplatz an. Der Chef spricht Nina auf das CI an und legt
ihr nahe, sich gezielter darüber zu informieren.

Die Arbeit macht ihr Spaß, aber bei der Vorstellung, diese Arbeit nun
die nächsten vierzig Jahre zu machen, wird ihr doch etwas unwohl.
Nach sieben Monaten gibt Nina die Ausbildung auf. *»Ja, und dann saß*
ich wieder da, und wieder so einen Kopf! Und wieder der Gedanke, ›du
kannst doch nicht ständig alles hinschmeißen‹. Das war natürlich schon
auch so ein Versagensgefühl, dass ich dann auch manchmal so gedacht
habe, boah, kriegst du überhaupt mal irgendwas zu Ende.« Glücklicherweise erhält Nina auch diesmal die Unterstützung der Eltern.

Inzwischen hat Nina die Voruntersuchung für das CI in der Uni-Klinik Frankfurt durchführen lassen und für den 12. Juni 2001 einen
OP-Termin bekommen. So richtig steht sie nicht zu der Entscheidung
und als sie schon auf gepacktem Koffer für den Klinikaufenthalt sitzt,

wird ihr bewusst, dass sie sich zum gegenwärtigen Zeitpunkt noch nicht operieren lassen kann. Die Mutter ruft in der Klinik an und sagt die OP ab.

Gleichzeitig steht auch die Frage nach dem Studium im Raum. Der Wunsch, Hörgeschädigtenpädagogin zu werden, ist weiterhin präsent, aber auch die Angst vor der Uni. Nina überlegt lange, bevor sie sich um einen Studienplatz in Köln bewirbt. Sie erhält eine Zusage und hat das Glück, gleich zu Anfang auf Kommilitonen zu treffen, mit denen sie sich gut versteht und die sie in schwierigen Hörsituationen unterstützen.

Zwei Jahre später nimmt Nina einen neuen Anlauf in Sachen CI und erhält einen OP-Termin für den 12. Juni 2003! Aller Panik im Vorfeld zum Trotz verläuft die OP gut und Nina kann nach sechs Tagen die Klinik verlassen. Es folgen spannungsgeladene Wochen bis zur Erstanpassung. Nina diskutiert schon lange in Internetforen zum Thema CI und weiß von anderen, wie unterschiedlich die Erfahrungen bei der Erstanpassung sein können. *»Die Erstanpassung war sehr witzig, ich konnte da wirklich am Anfang überhaupt nichts hören. Also es hat alles nur gepiepst, man konnte in die Hände klatschen und es hat dann so gemacht ›piep piep‹. Die Techniker bei der Erstanpassung, es waren zwei von Advanced Bionics dabei, wollten versuchen, ob ich aaaa und oooo und uuuu unterscheiden kann. Es ging wirklich nicht! Und, na ja, meine Mutter war ja dabei, und die hat schon fast die Hände überm Kopf zusammengeschlagen. Aber ich muss ehrlich sagen, gut, ich hab ja vorher viele Berichte gelesen von CI-Trägern, wie das so ist, und irgendwie konnte ich das dann doch relativ locker sehen. Also ich fand das dann eher amüsant, weil ich doch von anderen gehört hatte, das ist normal und das gibt sich irgendwann. Und es ist ja dann auch superschnell besser geworden.«*

Geprägt von ihren Erfahrungen als hörgeschädigte Schülerin zunächst an einer Regelschule und später an der Schwerhörigen Schule in Essen engagiert sich Nina in der Bundesjugend im Deutschen Schwerhörigenbund. Zwei Wochen vor der CI-OP wird sie in den Vorstand gewählt. *»Die erste Vorstandssitzung mit dem neuen Vorstand hatten wir dann zwei oder drei Tage nach meiner Erstanpassung, (…) ich hab die Sitzung nur mit dem CI durchgezerrt. Das Blöde war halt auch, dass ich bei der Erstanpassung noch diesen alten HdO-Prozessor bekommen habe. Ich war ja gerade so zeitlich an der Grenze und war eine von den Ersten, die den Auria kriegen sollten. Und die Techniker hatten auch den Auria dabei, aber da gab es dann bei der Erstanpassung ein technisches Problem, irgendwas hat da nicht geklappt. Und da haben sie mir für die erste Woche den alten HdO gegeben. Gut, es war für mich nicht so dramatisch. Ich fand es toll, überhaupt etwas zu hören. Aber das Problem war halt, dass ich keinen FM-Ohrhaken hatte. Also ich hatte wirklich nur das CI dann auch bei der Sitzung, und das war schon hammeranstrengend.«*

Sehr schnell ist die erste Phase der Gewöhnung an das CI überwunden und Nina verspürt eine große Erleichterung in der Kommunikation. *»Für mich war das CI echt ein Sprung nach vorne. Gerade in der Uni. Ich merke schon, wie wichtig mir dieses bessere Hören ist. Ich merke auch, dass es mir jetzt mit dem CI doch wieder ein bisschen einfacher fällt als früher, auf fremde Leute zuzugehen.«* Darüber hinaus spürt Nina, dass auch ihre Familie von der besseren Kommunikation profitiert.

Nina lebt mit ihrem schwerhörigen Freund zusammen. Obwohl sich beide auch ohne technische Hilfsmittel – mit Gebärden und Mundabsehen – verständigen können, setzt Nina bei Diskussionen mit ihm immer den Sprachprozessor auf, denn sie bedarf der Lautsprache, um sich mitteilen zu können. So schnell wie sie denkt und redet, kann sie einfach nicht gebärden! Auch im Hinblick auf ihren künftigen Beruf als Hörgeschädigtenpädagogin ist sie auf das Hören angewiesen.

Im Jahr 2004 ist sie maßgeblich an der Planung und Durchführung des zweijährlich stattfindenden Sommercamps[26] für junge Hörgeschädigte beteiligt. Das positive Feedback der Teilnehmer zeigt ihr, wie wichtig der Kontakt untereinander für die jungen Leute ist. Obwohl sie sich in der Diplomphase befindet, gehört sie auch 2006 zum Leitungsteam des Sommercamps.

Im Frühjahr 2006 lässt Nina die Voruntersuchung für ein CI auf dem anderen Ohr vornehmen und reicht einen Antrag auf Kostenübernahme bei der (privaten) Krankenkasse ein. Nina stellt sich auf längere Auseinandersetzungen ein und ist überrascht, als sie bereits nach wenigen Tagen die Zusage erhält. Wie schon beim ersten CI ist Nina auch diesmal nicht ganz sicher, ob sie diese OP jetzt wirklich möchte. Probehalber setzt sie auf dem unversorgten Ohr ihr Hörgerät wieder auf und stellt fest, dass sie dadurch keinerlei Benefit erfährt. Hinzu kommen Überlegungen, dass das CI auch einmal ausfallen könnte und sie dann – zumindest für kurze Zeit – wieder mit dem Hören außen vor wäre. Außerdem wird sie sich nach Abschluss des Studiums selbst in einer gesetzlichen Krankenkasse versichern müssen, so dass fraglich wäre, ob ihr dann ein zweites CI genehmigt würde. Und schließlich bietet sich der aktuelle Zeitpunkt, zu dem sie keinerlei Verpflichtungen nach außen hat – sie schreibt gerade ihre Diplomarbeit – geradezu an. Später, wenn sie im Beruf steht, würde ein Eingriff eine Fehlzeit am Arbeitsplatz bedeuten. So entschließt sie sich im Spätherbst 2006 zur OP.

Die Operation verläuft gut, allerdings leidet Nina nun, wie auch schon nach der ersten OP unter heftigem Tinnitus, der nur langsam nachlässt. *»Das ist die Hölle, wenn der Tinnitus so schlimm ist, dann bringt mir das neue CI gar nichts, ich höre dann nur den Tinnitus auf der Seite.*

---

26 Das Sommercamp wird alle zwei Jahre von der Bundesjugend auf der Burg Gemen in Borken durchgeführt. Hier treffen sich über 100 Jugendliche eine Woche lang zu verschiedenen Aktivitäten wie Workshops, Freizeit, Musik usw.

Ich höre zwar die Geräusche, aber die werden so übertönt von diesem Tinnitus, das ist dann nur Murks, ja. Aber ich bin guter Hoffnung, dass es sich jetzt noch gibt. Und es ist schon ein komisches Gefühl, jetzt nach drei Jahren zum ersten Mal auf beiden Ohren wieder etwas zu hören. Am zweiten Tag nach der Anpassung bin ich wieder im Auto nach Hause gefahren und hatte auch Musik laufen, das hörte sich zwar links noch sehr komisch an, aber trotzdem war es ein Gänsehautgefühl irgendwie, dann wieder auf beiden Ohren diese Musik zu hören.«

Nina steht nun unmittelbar vor Abschluss ihres Studiums und wird anschließend ihre erste Arbeitsstelle als Diplompädagogin im Jugendbereich antreten.

5. Manfred: Trotz Implantat-Ausfalls – meine CI-OPs würde ich in jedem Fall wieder durchführen lassen

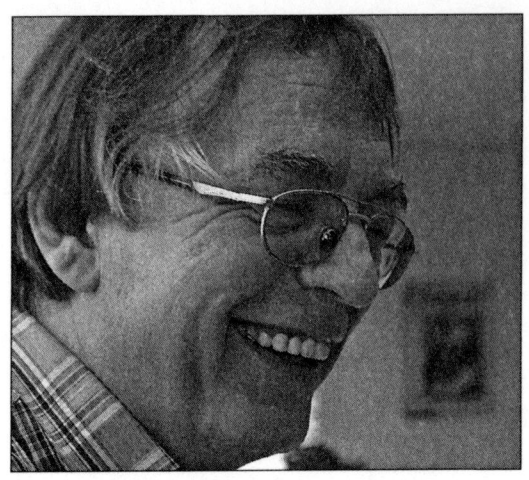

Manfred © P. Strobel, Photodesign

Manfred wurde 1950 in Norddeutschland geboren und wohnt heute auf dem Lande in der Nähe einer norddeutschen Großstadt. Durch seine schwerhörige Großmutter ist er von Kindesbeinen an mit dem Thema Hörschädigung vertraut. Die Oma hörte schwer, das war einfach so, die Familie nahm Rücksicht und es gab keine Probleme damit.

Manfred ist ein gut hörender Junge, der bis zum Alter von 15 Jahren die Schule besucht und anschließend eine Lehre zum Industriekaufmann auf einer Schiffswerft absolviert. Erste Anzeichen, dass mit seinem Gehör etwas nicht stimmt, machen sich im Alter von 17, 18 Jahren bemerkbar: Es fällt auf, dass er Schwierigkeiten mit der Aussprache im Englischunterricht hat. Der Ohrenarzt führt diese Probleme auf vorangegangene Mittelohrentzündungen in der Kindheit zurück und diagnostiziert einen Tubenkatarrh. Nach Abschluss der Lehre arbeitet Manfred noch ein halbes Jahr als Angestellter in seinem ehemaligen Ausbildungsbetrieb, bevor er zum Wehrdienst einberufen wird. Die Tauglichkeitsprüfung ergibt einen leichten Hörverlust, weswegen er weder zur Luftwaffe noch zur Marine eingezogen werden kann.

Während der Bundeswehrzeit besucht Manfred die Abendschule und holt die Mittlere Reife nach. Hier merkt er deutlicher als bisher, dass mit seinem Gehör nicht alles in Ordnung ist, und sucht einen Hörgeräte-Akustiker auf. *»Es war ja auch viel Werbung damals in den Zeitungen, wo gesagt wurde, also das ist überhaupt kein Problem, wenn sie eine Hörschädigung haben, für jede Hörschädigung gibt es ein Gerät, kommen sie hier mal her. Aber es war so, ich bin dann zum Akustiker gegangen und es wurde mir als erstes ein Hörgerät verordnet, die kleinsten, die es damals gab (…). Das Modernste, was zu dem Zeitpunkt auf dem Markt war, waren Hörgeräte, die mit der Brille verbunden waren.«*

Manfred erhält eine Hörbrille: *»Jedes Mal, wenn man irgendwie an die Brille kam oder sie bewegt hat, dann fing es an zu piepen. Und zwar auf beiden Seiten, denn es verzog sich immer irgendwas. (…) Und ich fiel mit den Dingern sofort auf. Es war egal, wo ich damit war, ob ich jetzt nun abends zur Schule ging oder ob ich tagsüber bei der Bundeswehr war, das fiel sofort auf. Weil das piepte, also es piepte fortwährend. Die Folge war, dass ich sie runtergenommen und nicht mehr getragen habe.«*

Da sich die Abendschule mit der Bundeswehr gut verbinden lässt, verpflichtet sich Manfred über den Zeitraum der Wehrpflicht hinaus und bleibt insgesamt vier Jahre dabei. Nach Abschluss der Mittleren Reife besucht Manfred weiterhin die Abendschule und holt das Abitur nach. Da er die Hörbrille nicht mehr trägt, entwickelt er eigene Strategien, um die Hörschädigung zu kompensieren: Er setzt sich immer in Sprechernähe und schaut auf den Mund. Dann kommt der Zeitpunkt, an dem auch das nicht mehr ausreicht. Manfred lässt sich ein neues Hörgerät, ein HdO-Gerät, verschreiben.

Als Ursache für die Hörminderung wurde zunächst die Vernarbung der Trommelfelle angegeben, später hieß es dann, sie sei ererbt. Retrospektiv betrachtet, bemängelt Manfred heute das Fehlen jeglicher Beratung und Aufklärung seitens des HNO-Arztes. »*Aber großartige, besondere Feststellungen gab es nicht. Obwohl ich aus der Stadt, aus B. komme, gab es vor Ort nur diesen einen Ohrenarzt und der war immer total überlaufen. Also heute würde ich sagen, das ist so eine Art Dorfarzt und man bekam für alles die gleichen Pillen. Eine großartige Beratung gab es nicht. Und auch die Audiogramme, das war schon fast abenteuerlich, wenn man das mit dem heutigen Stand vergleicht. Aber so war das eben und man bekam die Auskunft, hat das dann auch als gegeben hingenommen. Zu der Zeit war es ja auch noch so, dass Ärzte so etwas wie Götter in Weiß waren. Und da hat man das akzeptiert. Und die Hörgeräte, die wurden eigentlich mehr so aufgefasst, und auch die ganze Anpassung, als wenn man zum Optiker ginge und eine Brille bekäme. Also nicht so, dass das stark differenziert oder auch besonders untersucht wurde, mit irgendwelchen Messungen, das gab es eigentlich nicht.*«

Noch kommt Manfred im Alltag bestens zurecht, er kann gut telefonieren und hat keine Verständigungsschwierigkeiten. Die Mode der sechziger und siebziger Jahre – Langhaarfrisuren auch für Männer – kommt seinem Bedürfnis, die Hörgeräte zu verstecken, entgegen. Manfred erlebt durchaus den negativen Status, den Hörgeräte umgeben. Zum einen das Piepen, das außer ihm die ganze Umgebung hört«, zum anderen die Frage nach dem »richtigen Zeitpunkt«, die Schwerhörigkeit und die Hörgerätenutzung zu offenbaren, z.B. wenn er Frauen kennen lernt. Zwar macht er keine schlechten Erfahrungen, hat aber doch das Gefühl, dass Hörgeräte in einem so frühen Alter, mit Anfang zwanzig, eher ungewöhnlich sind. Im Elternhaus dagegen gibt es damit keine Probleme, Vater und Mutter sind sehr am Befinden ihres Sohnes interessiert und es herrscht eine offene Atmosphäre.

Nach dem Abitur möchte Manfred, der während der Abendschulzeit durch Kontakte mit Mitschülern – lauter erwachsenen Menschen, von denen einige schon herbe Schicksalsschläge hatten bewältigen müssen – für soziale Belange stark sensibilisiert wird, Pädagogik studieren, um später mit behinderten Menschen zu arbeiten. Es ist Anfang der 70er Jahre, Bremen ist eine progressive Stadt mit einer stark politisierten Studentenschaft und entsprechend engagierten Professoren. Noch während der Abendschulzeit – finanziell hält sich Manfred nach der Bundeswehr mit Jobs über Wasser – pflegt er Kontakte an der Uni, trifft sich in Szenekneipen mit Studenten und beteiligt sich an gesellschaftspolitischen Diskussionen. *»Und das war eben auch eine Zeit, wo die Normen sich alle mehr vermischten, wo das schon praktisch gang und gäbe war, wenn mir jetzt einer gesagt hätte, er ist taub oder kann nicht hören, dann wurde gesagt, na gut, dann ist das eben so. Das war eben die Einstellung, die man hatte, alle Normen beiseite, und mehr das Menschliche. Und so hat man sich auch gefühlt. Man hat gedacht, man könnte die Welt verändern. Und da fällt das überhaupt gar nicht mehr ins Gewicht, ne. Also, dass man viel leichter Behinderte auch integrieren kann. Das könnte man, das sag ich jetzt im Nachhinein, das wurde damals so nicht ausgesprochen, sondern man hat das als selbstverständlich angesehen. In Bremen z.B. war die erste Universität, die im sozialpädagogischen Bereich einen Diplom-Studiengang eingerichtet hat. So was gab es bundesweit nicht.«*

Manfred immatrikuliert sich in Pädagogik, Schwerpunkt Behindertenpädagogik, und Sport. Noch bevor das Semester beginnt, stirbt der Vater. Die Mutter erhält nur eine kleine Witwenrente und Manfred kann sich nicht vorstellen, nun mit dieser Verantwortung für die Mutter ein vier- bis fünfjähriges Studium zu beginnen. Hinzu kommt die sich verstärkende Schwerhörigkeit. Manfred fragt sich, ob er, wenn es so weiter bergab geht mit dem Hören, seine späteren Schüler überhaupt noch wird verstehen können. *»Da wäre die Frage gewesen, ob* *man vielleicht als Lehrer auch tatsächlich eingestellt wird, wenn man die Hörschädigung festgestellt hätte, es wird ja eine Eignungsuntersuchung gemacht, also dann wäre die Zeit* [die Studienzeit, Anm. MB] *total weg gewesen. Also da irgendwie z.B. Gebärdensprache zu lernen, auf die Idee bin ich damals gar nicht gekommen und das gab's auch gar nicht. Ich hatte überhaupt keinen Kontakt zu irgendwelchen Hörgeschädigten, Gehörlose kannte ich überhaupt nicht. Also im Nachhinein würde ich sagen, dann hätte ich das gemacht und dann wäre ich eben zur Gehörlosenschule, mit Gebärdensprache, gegangen. Im Nachhinein, wenn ich heute noch mal davor stehen würde, würde ich das sofort machen, da hätte ich Lust zu. Oder auch als Sozialpädagoge.«*

Manfred macht sich auch Gedanken über die finanzielle Absicherung nach dem Studium und fragt sich, ob er in Anbetracht der Pädagogenschwemme überhaupt eine Arbeitsstelle findet. Daher und auch vor dem Hintergrund der finanziellen Mitverantwortung für die Mutter, entschließt er sich, das Studium erst gar nicht aufzunehmen. Zunächst nimmt er einen Job in einer Behörde an und beteiligt sich dort an einer internen Ausschreibung, wo er sich um eine Ausbildung für den gehobenen Verwaltungsdienst bewirbt. Von dieser Tätigkeit verspricht er sich nicht nur die soziale Sicherheit, sondern darin sieht er auch eine Möglichkeit, seine Interessen und Erfahrungen einzubringen. Weder Publikumsverkehr noch Telefonieren bereiten ihm Probleme, dennoch setzt er sich nun langsam intensiver mit seiner Hörschädigung auseinander und erhält im Laufe der Zeit auch ein Hörgerät auf dem bislang unversorgten Ohr. Nach Abschluss der Ausbildung steht die Verbeamtung an, im Vorfeld kommt es zur obligatorischen amtsärztlichen Untersuchung.

Manfred spürt deutlich das weitere Nachlassen des Hörvermögens und sieht dem medizinischen Test mit Bangen entgegen. *»Ein Hörtest wurde auch gemacht. Und der erfolgte in der Form, dass man sich in eine Ecke des Zimmers stellen musste und in einer anderen Ecke hat der*

Arzt dann irgendwelche Zahlen gesagt, die man wiederholen musste. Ich habe Blut und Wasser geschwitzt, und es kam dann in meine Akte der Vermerk ›Hörschädigung liegt vor, wird durch Hörgeräte ausgeglichen‹. So stand das da drin! Und dann hab ich einen Stempel gekriegt und war Beamter.« Im Rahmen seiner Tätigkeit übernimmt Manfred Beratungen u.a. für Behinderte und für Menschen im Strafvollzug. Dabei geht es um Lebens- und Berufsplanung, um Umschulungen u.Ä., ein hochsensibler Bereich mit ausgeprägten Anforderungen an die Kommunikationsfähigkeit. *»Die Gespräche liefen immer noch gut, allerdings achtete ich schon mehr darauf, dass es eine ruhige Umgebung war, dass ich die Gespräche von Angesicht zu Angesicht führen konnte.«*

Im Alter von ungefähr 30 Jahren lernt Manfred seine Frau kennen, die Hochzeit folgt einige Jahre später. Die Hörschädigung wird offen thematisiert, stellt aber kein Problem in der Partnerschaft dar, zumal Manfred sich immer noch gut verständigen kann. Erst als sich das Paar über möglichen Nachwuchs Gedanken macht, richtet Manfred wieder stärkeres Augenmerk auf die Hörschädigung im Hinblick auf die Möglichkeit, diese an seine Kinder zu vererben.

Manfred konsultiert verschiedene HNO-Ärzte, um mehr zu erfahren. Diese Auskünfte reichen nicht aus, so dass er mit seiner Frau eine genetische Beratungsstelle aufsucht, wo er etliche Fragebögen ausfüllen muss und im Endeffekt die Antwort erhält, die Wahrscheinlichkeit, hörgeschädigte Kinder zu bekommen, läge bei 50:50. *»Aber man kann sich vorstellen, dass meine Frau und ich daran lange zu knabbern hatten, und dass wir hin und her überlegt haben. Es wurde dann gesagt, ›Mensch bei dir, Manfred, du bist durchs Leben gekommen, wir haben uns kennen gelernt, wir sind eigentlich ganz zufrieden und wir können damit umgehen, wir kommen damit zurecht‹.«* Das Paar ist überzeugt, mit einer eventuellen Hörschädigung der Kinder umgehen zu können. Es werden zwei gut hörende Söhne geboren. Manfred, dessen Schwerhörigkeit im späteren Jugendalter begonnen hatte, achtet darauf, die Ohren der Kinder regelmäßig untersuchen zu lassen.

Manfreds Gehör verschlechtert sich weiterhin schleichend. Bald ist er mit den stärksten auf dem Markt befindlichen Hörgeräten versorgt. Soziale Situationen werden immer problematischer. Mitunter überhört er das Läuten des Telefons am Arbeitsplatz, oder aber er scheut sich, das Telefon zu bedienen und verlässt den Raum, wenn es klingelt. Manfred entwickelt Vermeidungsstrategien: Gespräche, Versammlungen und Festlichkeiten werden gemieden. Er klammert sich zunehmend an seine Frau, die entweder die Gespräche gleich allein führt oder dolmetschen, d.h. langsam nachsprechen oder aufschreiben, muss.

Im Laufe der Zeit wird Manfred befördert und besetzt eine Leitungsfunktion. Damit einher geht eine weitere Steigerung der kommunikativen Anforderungen, ständig müssen Gespräche geführt werden, Dienstreisen mit Übernachtungen im Hotel werden häufig erforderlich. Im Endeffekt ist Manfreds Wahrnehmungsvermögen durch die akustische Barriere überfordert. Er leidet unter Hörstress und psychosomatische Folge- und Begleiterscheinungen lassen nicht auf sich warten. Die permanenten Erschöpfungszustände wirken sich negativ auf seine Arbeit aus. Hier ist anzumerken, dass in den achtziger Jahren die psychosozialen Begleiterscheinungen von Schwerhörigkeit noch viel weniger Beachtung fanden als heute. Das führt dazu, dass bei Manfred weitere Erkrankungen vermutet werden. Er sucht den HNO-Arzt auf, der eine umfassende Untersuchung an der Medizinischen Hochschule Hannover empfiehlt. In Begleitung seiner Frau fährt Manfred in die Klinik, wo u.a. neurologische Untersuchungen vorgenommen werden, glücklicherweise mit negativem Befund. In der HNO-Klinik wird er von Prof. Lehnhardt[27] behandelt, der ihm signalisiert, dass die ererbte

---

27 Prof. Dr. Ernst Lehnhardt, Direktor der HNO-Klinik der MHH 1969–1993.

Schwerhörigkeit nicht heilbar ist, aber für die Zukunft auf die Möglichkeit eines Cochlea-Implantats hinweist.

Schon auf Grund der Tatsache, dass zu diesem Zeitpunkt nur vollständig Ertaubte mit CI versorgt werden, steht das Thema CI für Manfred derzeit nicht zur Debatte. Außerdem hat er Gerüchte gehört, dass es gar nicht um die Behandlung, sondern um den Verkauf des Implantats gehe. Die Sache wird vorerst nicht weiterverfolgt.

Die Familie lebt auf dem ehemaligen Bauernhof der Schwiegereltern. Vieh gibt es nicht mehr, aber ein Stück Land. »Es gab eine Zeit in Deutschland, da gab es eine Modekuh, diese Galloways, die standen auch mal in einer Zeitung, das waren kleine schwarze Kühe mit großen Plüschohren. Und jeder wollte so eine Kuh im Garten haben. Ein bisschen Lust hatte ich da schon zu. Da bin ich beigegangen und hab mir so eine Kuh angeschafft. Ich fand das irgendwie putzig. Und dann haben wir die Kuh da hingestellt. Und aus einer Kuh wurden dann zwei Kühe. Und dann hatten wir dann einen alten Trecker (…).« Später wird sich herausstellen, dass Manfred mit diesem Hobby den Grundstein für seine Entwicklung zum Öko-Bauern gelegt hat.

Da sich Manfreds Krankschreibungen häufen, wird er aufgefordert, sich dem Amtsarzt vorzustellen. Bei der amtsärztlichen Überprüfung werden die Untersuchungsergebnisse der MHH und anderer Ärzte einbezogen und so kommt die Behörde zu der Schlussfolgerung, dass Manfred seinen Beruf nicht weiter ausüben kann. 1994 wird er vorzeitig in den Ruhestand versetzt. Dieser Schritt macht ihm, der seinen Beruf liebt, schwer zu schaffen. Es kommt zu schweren Identitätskrisen, er leidet unter Minderwertigkeitsgefühlen und braucht an die zwei Jahre, bis er mit Hilfe seiner Familie wieder Fuß fasst und Überlegungen zu einer Neuorientierung umsetzt.

»Jedenfalls, als mir das absolut dreckig ging und ich auch keine Perspektive mehr gesehen habe, war das so, dass bei uns in der Umgebung eine große Landwirtschaft aufgegeben wurde von einer öffentlichen Einrichtung, einer Behindertenstelle, die hatten da so eine sehr große Landwirtschaft, mehrere hundert Hektar. Die war aber wirtschaftlich nicht mehr zu betreiben aus verschiedensten Gründen. Und da wurden auch große Flächen frei, die niemand bewirtschaften wollte, weil das ökologisch – vom Bewuchs her – also für die kommerzielle Landwirtschaft nicht verwendbar war. Da stand ein großer Artikel in der Zeitung, und dass die Flächen da sind und sie keiner haben wollte. Jedenfalls, ich bin dahin und hab gesagt, ich hätte da wohl Lust zu, ich würde das machen. Und man hat mir die Flächen dann verpachtet. Und dann bin ich angefangen und habe den Tierbestand aufgestockt so nach und nach. Und habe mir auch das Wissen angeeignet, um das auch fachlich gut machen zu können. Wobei man sagen muss, ich habe gemerkt, wie gut mir das tut. Die Bewegung draußen in der Natur, und mit den Kühen braucht man sich nicht zu unterhalten, man braucht nicht zu hören. Man ist 80, 90 % der Zeit alleine, fährt mit dem Trecker über die Weiden und das Ganze kann auch befriedigend sein. Mir hat das mit den Tieren Spaß gemacht, dann die Geburten und so, und ich habe dann auch bei diesen Flächen eine ökologische Ader entwickelt.«

Manfred tritt einer bäuerlichen Erzeugergemeinschaft bei, und da sich seine Landwirtschaft ca. 50 km von der Wohnung entfernt befindet, beschließt die Familie, auf die Hofstelle zu ziehen.

Auf dem derzeit 100 Hektar umfassenden Gehöft werden nun 140 Tiere gehalten. Leider kostet die staatlich vorgegebene Bürokratie sehr viel Zeit, so dass der Aufenthalt in der freien Natur zugunsten der Schreibtischarbeit abgenommen hat.

Das Gehör verschlechtert sich immer weiter, Manfred ist nach wie vor auf die Hilfe seiner Frau bei der Kommunikation angewiesen,

80

insbesondere bei den Telefonaten. Die Entwicklung des CI hat er nicht weiterverfolgt und bei einem erneuten Besuch beim HNO-Arzt bekommt er dort auch keinen entsprechenden Hinweis. Informationen bezieht Manfred jetzt aus dem Internet, er lernt CI-Träger kennen und führt Gespräche mit den Kliniken in Hamburg und Hannover. In der MHH lässt er die Voruntersuchung durchführen, das Ergebnis ist positiv, d.h. er ist »CI-tauglich«. Er möchte nicht so schnell entscheiden, sondern nimmt sich eine Bedenkzeit, auch um sich ausführlich mit den auf dem Markt befindlichen Implantaten der verschiedenen Hersteller zu befassen. Dann entscheidet er sich für das Implantat von Advanced Bionics, u.a. weil »*dieses mit der sehr hohen Stimulationsrate auch für die Zukunft weitere technische Fortentwicklungen und neue Sprachstrategien zulassen würde, ohne dass das Implantat im Kopf ausgewechselt werden muss*«.

Die Operation verläuft problemlos, am selben Tag kann Manfred schon aufstehen und umhergehen. Auch das Ergebnis der Funktionskontrolle ist positiv. Drei Wochen nach der Operation findet die Erstanpassung statt. Sofort hört er Stimmen, wenn sie auch recht piepsig klingen. Er hört die Schritte auf dem Flur und Geräusche, die er seit Jahren nicht mehr gehört hat. In der Folgezeit können Lautstärke und Geschwindigkeit des Prozessors immer erhöht werden, da der Adaptationsprozess im Hirn reibungslos verläuft. »*Auch Musik konnte ich wieder hören, auch wenn das Klangerlebnis anders war als vor der Ertaubung. Unvergessen hat sich mir der Klang der Orgel in dem kleinen Andachtsraum der MHH eingeprägt. Das hatte ich seit Jahren nicht mehr erlebt!*« Die Kommunikationssituation zu Hause verbessert sich rasch, Gespräche am Esstisch oder mit dem Nachbarn über den Gartenzaun hinweg werden wieder gerne geführt und gut verstanden. Nachdem er die erste Hemmschwelle überwunden hat, sucht Manfred wieder Gesprächskontakte außerhalb. Bei aller Freude über das neue Hören nimmt Manfred die Beschränkung aufgrund der einseitigen

Versorgung deutlich wahr. Dies gilt insbesondere für Situationen im Störgeräusch.

Eine Konsequenz der linksseitigen Versorgung ist z.B. die Tatsache, dass er sich beim Autofahren nicht gut mit dem Beifahrer unterhalten kann. Ermutigt durch den komplikationslosen Verlauf der ersten CI-OP beantragt Manfred die Kostenübernahme für ein CI auf dem rechten Ohr. Wieder wird an der MHH operiert, wieder verlaufen OP und Rehabilitation reibungslos. Bei der Erstanpassung kommt Manfred einen weiteren, großen Schritt nach vorne. Nun muss er den Kopf nicht mehr zum Sprecher hinwenden. »*Ich hatte in der Tat das Gefühl, dass ich nunmehr ins Gleichgewicht gekommen war. Die beiden Seiten ergänzten sich sehr gut. Die Töne klangen jetzt voller. Bei Musik hatte ich den Eindruck, als wenn nun mehrere Instrumente eines Orchesters hinzugeschaltet würden. Das Hören im Störlärm war nunmehr wesentlich besser möglich. Besonders krass wird der Unterschied deutlich, wenn ich kurzzeitig einmal ein CI herausnehmen muss. Mit einem CI alleine komme ich mir sofort wesentlich gehandicapter vor. Die Hörsituation zu Hause und bei der Arbeit verbesserte sich nochmals wesentlich. Bei der Arbeit in der Landwirtschaft konnte ich nunmehr alle Maschinen gut hören und z.B. schnell reagieren, wenn es einmal einen Defekt gibt. Rufende Kühe in der Herde, oftmals ein Zeichen, dass etwas nicht stimmt, weil sich zum Beispiel das Kalb entfernt hatte, konnte ich jetzt innerhalb der Gruppe orten. Insgesamt hatte ich inzwischen ein Hörstadium erreicht, das mir das Leben im sozialen Bereich und während der Arbeit wesentlich erleichterte. Das hatte ich nicht mehr für möglich gehalten. Gerne hörte ich wieder Musik und ging zum Tanzen. Verhandlungen für den Betrieb konnte ich nahezu ohne andere Hilfen alleine führen, Praktikanten während der Arbeit anleiten und unterrichten.*«

Manfred hat inzwischen das Gefühl, wieder ein fast normales Leben führen zu können. Da geschieht das Unerwartete: Ein Implantat fällt aus! Trotz der Tatsache, dass eine baldige Reimplantation möglich ist, stellt sich bei Manfred eine tiefe Traurigkeit ein, ein Verlustgefühl, vergleichbar mit dem Verlust eines nahen Angehörigen. Wohl wissend, dass ein Implantat ausfallen kann, ist Manfred schockiert, er hatte es nicht für möglich gehalten, dass ausgerechnet ihn dieses Pech trifft.

Es kommt zur Reimplantation und anders als bei den vorhergehenden Operationen ist Manfred in den ersten Tagen nach dem Eingriff sehr angeschlagen, kann das Bett nicht verlassen und hat Geschmacksprobleme. Bald stellt sich heraus, dass sein Gleichgewichtsorgan geschädigt ist. Schon beim Geradeausgehen hat er das Gefühl, als würde bei jedem Schritt das Gehirn erschüttert. Das Laufen im Dunkeln ist nahezu unmöglich, er fühlt sich völlig orientierungslos. Kopfschmerzen und Übelkeit tun ihr Übriges, um sein Befinden in hohem Maße zu beeinträchtigen. Krankengymnastische Übungen, die helfen sollten, sein Gleichgewicht wieder in den Griff zu bekommen, führen leider nicht zum gewünschten und erhofften Erfolg. Auch ein Jahr nach der Operation kämpft Manfred weiterhin mit dem Problem. Es kommt zu mehreren Klinikaufenthalten, doch eine genauere Diagnose oder gar weitere Therapiemöglichkeiten haben sich bislang nicht ergeben. Es müssen noch weitere stationäre Aufenthalte eingeplant werden.

Manfred weiß, dass mit Reimplantationen gerechnet werden muss und für ihn steht fest: »Dass ich in jedem Fall nochmals meine CI-OPs durchführen lassen würde.«

Aufgrund seiner Erfahrung regt Manfred an zu überlegen, welche Möglichkeiten von Seiten der Kliniken, Hersteller und Selbsthilfeverbände bestehen, Menschen, die reimplantiert werden müssen, in der schwierigen Phase zwischen Diagnose und OP, bzw. auch hinterher, emotional zu stützen und im Rahmen einer psychosozialen Beratung einer psychischen Krise oder Traumatisierung vorzugreifen.

6. Birgid: Man lebt wieder!

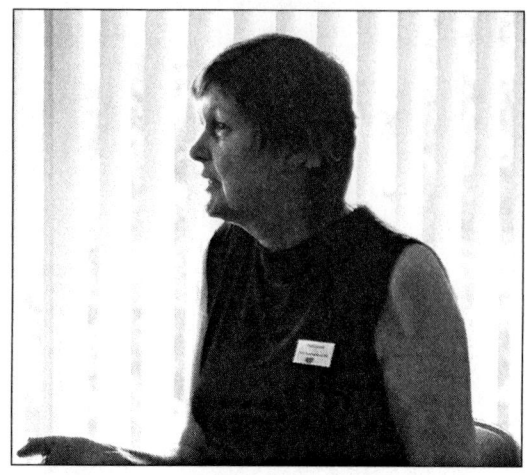

Birgid © P. Strobel, Photodesign

Birgid ist Architektin, 1948 gut hörend als ältestes von drei Geschwistern geboren. Ihre Kindheit verbringt sie in der Nähe norddeutscher Großstädte. Wie in vielen anderen Familien der Nachkriegszeit, ist auch Birgids Mutter Hausfrau, während der Vater der außerhäuslichen Erwerbsarbeit nachgeht. Die Mutter schneidert die Kleidung für die Kinder selbst und auch Birgid lernt das Nähen schon früh durch Zuschauen und kleine Handreichungen, was ihr später in Zeiten persönlicher Krisen zugutekommen wird. Die Schulzeit verläuft unspektakulär.

Zum Studium zieht Birgid in eine nahe gelegene Großstadt. Während der Ferien verdient sie sich mit Studentenjobs ein wenig Geld und lernt das Berufsleben in der Rolle schlecht bezahlter Hilfsarbeiter mit langweiligen Tätigkeiten kennen: »*... ich hab in den Ferien mal in einer Zigarrenfabrik gearbeitet. Entsetzlich, das war Akkordarbeit, und immer* *die letzte Zigarre ist mir natürlich rausgeflutscht. Ich hatte Gott sei Dank eine sehr nette ältere Kollegin, die mir dann geholfen hat.«*

Nach Abschluss des Studiums beginnt sie ihre Berufstätigkeit im Öffentlichen Dienst, wo sie mit Planungen und Planungsrecht befasst ist. Obwohl die Möglichkeit zur Verbeamtung besteht, entscheidet sie sich für eine Angestelltenlaufbahn. Birgid ist sozial engagiert und wird bald stellvertretende Personalratsvorsitzende. Die Arbeit macht ihr viel Freude, doch im Laufe der Jahre kommt es immer wieder zu Konflikten, so dass sie sich mit vierzig zu einem beruflichen Wechsel entschließt.

Von der Großstadt zieht sie aufs Land, erwirbt ein altes Fachwerkhaus, das sie in Eigenarbeit liebevoll restauriert, und nimmt sich vor, sich mehr auf den eigentlichen Beruf zu beschränken und keine aufreibende Personalratsarbeit mehr zu übernehmen. Doch schon bald ist sie auch auf der neuen Stelle wieder sozial engagiert. Diese Arbeit ist interessant und abwechslungsreich. Ein Leben ohne ihren Beruf kann sich Birgid nicht vorstellen. Dennoch: Es gibt jede Menge Stress.

Retrospektiv meint Birgid: *»Ich hatte viel – zu viel – um die Ohren.«* Ende der achtziger Jahre wird Birgid aufgrund starker Erschöpfung, die sich in einem diffusen Krankheitsbild offenbart, sechs Wochen lang krankgeschrieben. Vermutlich datieren die ersten Hörprobleme aus der Zeit um 1988, das lässt sich heute nicht mehr genau nachvollziehen.

1991 auf einer Konferenz in Saarbrücken stellt Birgid fest, dass sie schlecht verstehen kann.

»Die Akustik stimmte nicht und die Mikrophone waren falsch eingestellt.« Ähnliche Probleme treten im Kollegenkreis auf, mit manchen von

ihnen funktioniert die Unterhaltung gut, andere »nuscheln«. Birgid mag sich nicht eingestehen, dass mit ihrem Gehör etwas nicht stimmt. 1992 – Birgid hat sich gerade von ihrem Lebenspartner getrennt und eine neue Beziehung aufgenommen – sucht sie einen HNO-Arzt auf, der ihr flüsternd (!) mitteilt: »*Na, besonders gut hören Sie nicht mehr.*«

Auf den Arzt, der sie zum mehrmaligen Nachfragen zwingt und nicht willens oder in der Lage ist, so deutlich zu sprechen, dass sie ihn verstehen kann, ist sie stinksauer. Mit einer Verordnung für die ersten Hörgeräte verlässt Birgid die Praxis.

Wenn die Hörschädigung sich schon nicht leugnen lässt, soll sie doch wenigstens versteckt werden. Mit kleinen Im-Ohr-Hörgeräten ist das – noch – möglich. Die Schwerhörigkeit verschlimmert sich rasant, nach einem Jahr müssen die Mikrophone verstärkt werden und nach einem weiteren Jahr werden starke HdO-Hörgeräte erforderlich.

Im Berufsleben kommt es immer wieder zu Kommunikationsproblemen. *»Hier in der Nähe, in einem Ort namens **Höbeck,** wurden Ferienhäuser gebaut; der Bauherr benötigte planungsrechtliche Informationen und rief mich deswegen an (…) und ich erklärte ihm, dass wir für **Lübeck** nicht zuständig seien, da müsse er sich in Schleswig-Holstein erkundigen. Peinlich!*«

Auch im persönlichen Publikumsverkehr kommt es immer wieder zu Missverständnissen, Birgid bemerkt oft erst im fortgeschrittenen Stadium des Gesprächs, dass sie vieles falsch verstanden hat.

Im Februar 1994 wird Birgid erneut krankgeschrieben, sie hört zu schlecht, um ihre Arbeit erledigen zu können. Anfang 1995 wird ihr eine stationäre Rehabilitationsmaßnahme im Reha-Zentrum für Hörgeschädigte, Rendsburg, nahegelegt. Hier erfährt Birgid zum ersten Mal vom CI. Allerdings heißt es, sie höre mit ihren 2 % Restgehör noch zu gut, denn ein CI gebe es nur für vollständig Ertaubte. Sie bezeichnet die Reha als nicht erfolgreich, obwohl sie einige wichtige Informationen erhalten hat. Der Leiter der Einrichtung ist ihr bei dem Versuch behilflich, die Arbeitsstelle doch noch zu retten und begleitet sie zu einem Gespräch beim Versorgungsamt. Für Birgid jedoch, die sich stark über ihren Beruf identifiziert und unbedingt weiterarbeiten möchte, ist dieses Ansinnen gescheitert. Das Gespräch, bei dem sich Birgid Möglichkeiten zur behindertengerechten Gestaltung ihres Arbeitsplatzes erhofft, wird zu einem Desaster. *»Die sind zu dem Ergebnis gekommen: Hoffnungsloser Fall! Ich habe das Ganze nur heulend überstanden.«* Mit der Empfehlung, einen Rentenantrag zu stellen, wird das Gespräch beendet.

Nach einem halben Jahr und zahlreichen Querelen mit dem MDK erhält Birgid einen positiven Rentenbescheid.

Zum MDK war Birgid von der Krankenkasse wegen der Krankschreibung geschickt worden. Dort bestätigt man ihr zwar die hochgradige Schwerhörigkeit, erlegt ihr jedoch auf, nach weiteren zwei Wochen wieder ihre Arbeit aufzunehmen. Mit Hilfe ihrer Ärztin widerspricht Birgid der Entscheidung des MDK und besteht auf ein neues Gutachten durch einen externen Experten, der dann schließlich ihre Arbeitsunfähigkeit bestätigt.

Birgid kann nicht mehr telefonieren, Sozialkontakte gestalten sich extrem schwierig, von Informationen ist sie abgeschnitten, in der Partnerschaft fühlt sie sich abhängig und unterlegen. Ihre frühere Schlagfertigkeit ist verschwunden.

»Wenn du nicht hören kannst und fünfmal nachfragen musst, dann kannst du nicht mehr schlagfertig reagieren, da bist du froh, wenn du überhaupt reagieren kannst.«

Zeitweise beschäftigt sie sich mit Puzzle legen: *»Und das hatte ja für meinen Geschmack viel mit wirklich Zeit totschlagen zu tun, so. Ich musste sie einfach rumkriegen.«*

Zwischendurch versucht sie immer wieder, das Beste aus ihrer Situation zu machen. Zum Beispiel testet sie Sprachprogramme für Computer und muss leider feststellen, dass diese Programme nicht alltagstauglich sind. Bei der Volkshochschule meldet sie sich für einen Computerkurs an. Obwohl sie den Dozenten auf ihre Hörbehinderung hingewiesen und im Vorfeld Erkundigungen, ob eine Teilnahme für sie trotzdem sinnvoll sei, eingezogen hat, erlebt sie auch hier wieder eine Niederlage. *»Ich habe etwas nachgefragt und er hat mich dann so richtig dumm abfahren lassen und da bin ich heulend rausgelaufen.«*

Weinen und sich zurückziehen sei ihre typische Reaktion gewesen, sagt Birgid heute.

Nicht mehr berufstätig sein zu können ist furchtbar. Birgid sieht sich mit zwei Verlusten gleichzeitig konfrontiert: Das Gehör und die Arbeit! Unter Verweis auf ihren Studentenjob in der Zigarrenfabrik meint Birgid: *»Aber ich sag mal, in so einem Job wäre es mir wahrscheinlich sehr leicht gefallen, mit der Arbeit aufzuhören. Aber meine Arbeit (...) es war ein Horror, damit aufzuhören.«*

Die Phasen wechseln sich ab: *»Ich habe in Selbstmitleid geschwelgt, wenn's mir so ganz schlecht ging, wollte ich von der Welt nichts mehr sehen und von der Bude hier auch nichts.«*

Wenn es ihr besser geht – Birgid ist eine kreative Frau mit vielen handwerklichen Fähigkeiten –, kann sie sich gut beschäftigen. Nach und nach restauriert sie ihr Haus. Ihr kommt zugute, dass sie schon als Kind bei der Mutter nähen gelernt hat, jetzt fertigt sie Kleidung für sich und ihren Mann. Hosen, Wintermäntel, Anzüge werden hergestellt.

Birgid überlegt sich Strategien, um die Kommunikation mit ihren Mitmenschen zu verbessern, mit mehr oder weniger erfolgreichen Ergebnissen. Wenn es zu Schwierigkeiten kommt – und dazu kommt es immer wieder –, versucht Birgid, sich auf eine ganz bestimmte Art und Weise über den Tag zu retten: *»Ich will gar nichts mit denen zu tun haben, so. Man muss sich die Welt ›schönlügen‹. Hat auch meistens nicht besonders gut geklappt, oder nur sehr kurzfristig. Aber diese engen Grenzen, was sollte man machen?«* Problemlos gestaltet sich allein die Kommunikation mit ihren Hunden.

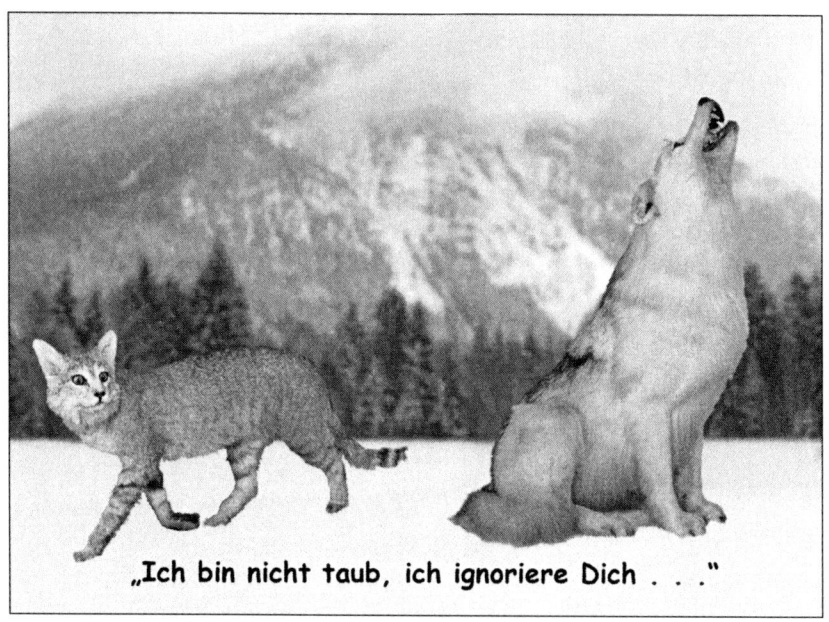

„Ich bin nicht taub, ich ignoriere Dich . . ."

Birgids Motto nach der Ertaubung © P. Strobel, Photodesign

Von ihrem Partner fühlt sich Birgid nicht verstanden, sie hat den Eindruck, dass ihr Informationen vorenthalten werden. Im Grunde genommen weiß sie nicht, was ringsum geschieht, Gesprächsinhalte werden ihr bestenfalls gefiltert und als Zusammenfassung geschildert. Nicht Birgid selbst, sondern ihr Partner entscheidet, was »wichtig« ist.

»Das gilt für ihn, es gilt aber auch für viele andere Erwachsene, die sortieren vor. Was sie meinen, das du an Informationen kriegen sollst. Und das finde ich eigentlich das Schlimmste, das war für mich so eine Form von Entmündigung. Und ich hab gesagt, ich will entscheiden, was ich für überflüssig halte und was nicht. Aber dazu muss ich eigentlich erst alles hören, um dann aussortieren zu können.«

1999 sucht Birgid einen Orthopäden auf, der sie wegen einer Lymphknotenschwellung an einen nahe gelegenen HNO-Arzt überweist. Natürlich nimmt dieser Arzt auch Birgids hochgradige Schwerhörigkeit zur Kenntnis und empfiehlt ihr eine Voruntersuchung (VU) zur CI-Versorgung. Der Arzt, der seine Facharztausbildung an der Medizinischen Hochschule Hannover absolviert hatte, greift gleich zum Telefon und vereinbart einen VU-Termin in Hannover.

Nun nimmt Birgid Kontakt mit einem Bekannten aus der Reha in Rendsburg auf, der bereits mit einem CI versorgt ist. Bei ihrem Besuch dort ist sie verblüfft über die guten Hörergebnisse ihres Bekannten: *»Also ich musste zehnmal nachfragen bei allem, seine Frau war die ganze Zeit bei dem Gespräch dabei, dann kam sein Sohn rein, stand in der Tür, und sie haben sich unterhalten, völlig problemlos, und ich hab gedacht, ich bin im Kino.«* Gleichzeitig ist sie aber auch irritiert über die immer noch vorhandenen Einschränkungen, von denen ihr Bekannter berichtet: *»Und der Typ hat rumgemault, man hört nicht richtig, und auf einer Hochzeit wären sie vor kurzem gewesen, und da hätte er auch nichts mitgekriegt, und überhaupt (…)«*

Mit gedämpften Hoffnungen – um einer etwaigen Enttäuschung vorzubeugen – fährt Birgid einige Monate später nach Hannover. Schon im Verlauf der Untersuchungen setzt Panik ein, die Angst, sie könnte für das CI nicht geeignet sein. Die VU zeigt ein positives Ergebnis, die Hörnerven sind intakt. Birgid kann ein CI bekommen, aber: *»Feigheit vor dem Feind …! Dann hab ich mit dem Operationstermin doch noch fast wieder ein halbes Jahr gewartet. Ich wollte noch nicht.«*

Im Januar 2000 wird die CI-OP durchgeführt. Birgid ist um ihre Haartracht besorgt und schiebt am Tag vor der OP einen Termin beim Klinikfriseur ein: *»Meine Panik war dann, dass sie mir so, ja, ich sag mal, so eine verhinderte Glatze schneiden, um ranzukommen bei der Operation, das hatte mir nämlich der Bekannte aus der Reha erzählt.«* Als starke Raucherin sieht sie eines der größten Probleme darin, dass sie sechs Stunden vor der OP nicht rauchen darf, dennoch verbringt sie eine relativ ruhige Nacht, bevor sie am frühen Morgen die Beruhigungstablette bekommt und in den Operationssaal gefahren wird. Birgid verschläft den Tag schmerzfrei und ohne Übelkeit. In der darauf folgenden Nacht ist Birgid hellwach und durchstreift die Klinik auf der Suche nach warmem Kakao, ihrem ganz speziellen Schlafmittel.

Wieder zu Hause angekommen, stellt sich Familienzuwachs ein. *»Ich war gerade von der Operation wieder zu Hause, da wurde Bruno bei mir als vermeintlicher Rottweilerwelpe abgeliefert, der war hier am Ortsrand aufgegriffen worden. Meine Rottweiler-Hündin Kess war damals ungefähr ein Dreivierteljahr alt, und ich hab eigentlich einen zweiten Hund gesucht für sie. Und ich fand das ganz passend, dass nun der Bruno hinzukam.«* Später stellt sich heraus, dass Bruno ein Mischlingshund ist.

Vier Wochen später die Erstanpassung. Birgid ist begeistert: *»Jo, und dann kam die Anpassung (…). Total verrückt, ich hab gleich telefoniert. Was eigentlich merkwürdig war, nach der Anpassung bin ich natürlich* *in die Raucherecke gegangen, und ich kam mir ganz schlecht vor, weil ich gehört habe, worüber die Leute gegenüber sich unterhalten haben. Ich denke, Mensch, jetzt sitzt du hier und belauscht die. Und musste mich dann selbst erst zurücknehmen und sagen, jeder, der normal hört, hört natürlich die Gespräche der anderen mit. Aber das war mir über Jahre verloren gegangen. Und das war für mich auch praktisch so ein Aha-Erlebnis, ich wusste nicht mehr, dass ein Blinker Geräusche macht.«*

Birgid ist froh, ohne ihren Partner zur Erstanpassung gekommen zu sein, denn sie erlebt, wie eine Mitpatientin, die in Begleitung ihres Mannes angereist ist, von ihm unter Druck gesetzt wird.

Mit dem neuen Hören wird Birgid bewusst, was ihr in den letzten Jahren entgangen ist.

»Dass die Operation dann erst im Januar 2000 stattgefunden hat, das muss ich mir selbst anrechnen, weil sie mir auch wesentlich früher einen Termin gegeben hätten, aber das war wirklich so, ich hab bis zu dem Zeitpunkt, glaub ich, noch nie Krankenhausaufenthalte gehabt, schon gar nicht solche Operationen. Kopfoperationen sind dann ja immer noch, weiß ich nicht, zumindest in meiner Vorstellung war es so, dann noch eine Nummer größer, und Narkose hatte ich auch noch nie. Nachher hab ich mich natürlich maßlos geärgert. Aber immerhin ist es dann doch passiert.«

Im Vergleich zu vorher empfindet Birgid ihr Leben mit dem Cochlea-Implantat als einen Unterschied wie Tag und Nacht.

«›Heute‹ ist immer die Zeit mit Cochlea-Implantat, ich unterscheide immer zwischen vor und nach CI (...) ich hab mir früher, denke ich, zu viel selber angezogen. So von wegen, du bist selber schuld, dass du nicht hören kannst. Und es ist nur meine Sache. Heute kann ich da wesentlich

lockerer – und ich denke, das hat nicht nur was mit der Zeit zu tun –,
und selbstbewusster damit umgehen, weil ich mich besser wehren kann,
weil ich wieder besser hören kann. Früher, als die Leute vorsortiert haben,
›das interessiert dich sowieso nicht‹, das fand ich dann sehr schlimm. Das
gibt es heute nicht mehr. Erst mal weil ich natürlich ganz anders höre,
gehe ich auch in jedes Gespräch mit einem ganz anderen Selbstbewusstsein,
und kann auch wesentlich energischer drauf bestehen, dass die Leute auf
mich Rücksicht nehmen, ne. Auf das, was immer noch an Beschränkungen
natürlich da ist. Also was für mich nicht mehr das Pralle ist, sind so Feten
oder so. Je höher der Alkoholspiegel, umso höher wird der Lärmpegel.
Thema erledigt! Und auch mit den Leuten kann ich heute ganz anders
umgehen, ich mache das inzwischen auch ganz anders, energischer, frü-
her habe ich mich zurückgezogen. Das Wesentliche – vorher – war dieser
Horror, als es bergab ging, und ich wirklich total unten war. Ich würde
jedem zumindest den Versuch empfehlen mit CI. Das Einzige, was mich
an meinem CI wirklich ärgert, dass ich es so spät gekriegt hab. Und dass
ich eigentlich Jahre verpasst habe.«

Bis zum Sommer 2003 geht es Birgid gut, sie genießt bewusst die neue
Lebensqualität mit dem besseren Hören. Sie nimmt regelmäßig die
Früherkennungsuntersuchungen bei der Gynäkologin wahr, denn in
jungen Jahren musste sie miterleben, wie eine fast gleichaltrige Kollegin an Krebs erkrankte. Bei der Untersuchung im Frühjahr 2003
ist noch alles in Ordnung. Im Sommer entwickelt sich auf Birgids
Brust ein Hautausschlag, sie sucht ihre Gynäkologin auf und fühlt sich
nicht sonderlich ernst genommen, als ihr ein homöopathisches Mittel
verordnet wird. Sicherheitshalber erhält sie eine Überweisung zum Ra-
diologen, wo eine Mammographie durchgeführt wird. Die Diagnose
ist niederschmetternd: Brustkrebs im fortgeschrittenen Stadium. Kurz
darauf erfolgt die OP in der Medizinischen Hochschule Hannover,
anschließend zwei Blöcke Chemotherapie und 28 Bestrahlungen.

Im Jahr 2004 kommt es zur Trennung vom Lebenspartner, der seinerseits eine Beziehung mit einer – wie Birgid es ausdrückt – »pflegeleichteren« Nachbarin aufgenommen und die gemeinsame Wohnung verlassen hat. Seither lebt Birgid allein mit ihren beiden Hunden in ihrem Haus und ist trotz anderer gesundheitlicher Einschränkungen von Optimismus und Tatkraft geprägt.

Ob der Krebs geheilt ist, weiß man erst nach fünf Jahren. »*In Ordnung ist relativ bei Krebs. Ich habe jetzt drei Jahre um, ich arbeite verschärft auf diese Fünfjahresgrenze hin, mache natürlich alle Nachsorgeuntersuchungen, die sind bisher immer negativ gewesen, und insoweit wächst meine Hoffnung. Bei den ersten Nachsorgeterminen habe ich die Nacht vorher natürlich immer nicht geschlafen, weil ich Panik hatte. Ich gehe inzwischen etwas gelassener damit um. Es ist allerdings auch so, dass ich alles, was so an wichtigen Sachen ansteht, auf diese Zeit hinter den fünf Jahren schiebe.*«

Zum einen trägt sich Birgid mit dem Gedanken an ein zweites CI, zum anderen leidet sie unter beträchtlichen Beschwerden beim Laufen. Zwei künstliche Hüftgelenke wären nötig, doch wegen der derzeitigen Lebensumstände und der bisher noch nicht verstrichenen Fünfjahresfrist nach der Krebserkrankung sieht sich Birgid gezwungen, diese Operationen noch zu verschieben. Birgid pflegt ihre im Nebenhaus wohnende betagte Mutter. Außerdem würde sie bei einer längeren Abwesenheit – Klinikaufenthalt und anschließende Reha – jemanden benötigen, der sich um ihre großen Hunde kümmert. Sie hofft, dass dies in wenigen Jahren einfacher zu bewerkstelligen sein wird. In der Zwischenzeit sorgt sie dafür, sowohl technisch als auch bezüglich ihres eigenen Verhaltens, das Optimale aus dem CI herauszuholen.

Über fünf Jahre trägt Birgid den Taschenprozessor, bis sie im August 2005 den HdO-Prozessor erhält, was sie als deutliche Befreiung empfindet. Natürlich ist ein am Hosenbund fixiertes Taschengerät gerade für Frauen sehr lästig.

Birgid hält sich stets auf dem Laufenden, sie besucht z.B. Seminare der Hannoverschen Cochlear-Implant-Gesellschaft. Sie hat sich eine Funkanlage zugelegt, die sie vor allem beim Fernsehen benutzt. *»Spitzenmäßig, ich bin ganz begeistert davon und ich hab sogar den Eindruck, dass sich darüber mein Hören sogar noch verbessert. Einfach, weil ich so im Training bin, mit den unterschiedlichen Leuten vom Fernsehen halt.«*

Inzwischen gibt es im Landkreis mehrere CI-Träger. Mit anderen zusammen hat Birgid nun eine Selbsthilfegruppe gegründet, u.a. mit dem Ziel, anderen Menschen einige schmerzliche Erfahrungen zu ersparen, sie über das CI zu informieren und ihnen Erfahrungsaustausch zu ermöglichen.

Mit der Zeit ist Birgid gelassener geworden und macht die Erfahrung, dass die große Anstrengung beim Hören nicht unbedingt einen großen Erfolg nach sich zieht. *»Ich zwinge mich jetzt nicht mehr, also ich habe mich jahrelang gezwungen, und eigentlich mehr hören wollen, als ich konnte. Hab mich selbst unter Druck gesetzt, und irgendwann hab ich dann gesagt, ich bin doch nicht bescheuert! Und hab gesagt, was ich nicht höre, das höre ich nicht, und ich reiße mir kein Bein mehr dafür aus. Das kostet mich zu viel Kraft. Aber seit einigen Monaten treffe ich mich mit einer Bekannten relativ regelmäßig zum Kaffeetrinken in einem Straßencafé. Und es funktioniert! Saumäßiger Verkehr auf der Straße, an den Nachbartischen sitzen Leute, Leute gehen auf der Straße lang, aber es funktioniert, nicht ohne Schwierigkeiten, aber dass es überhaupt funktioniert und besser funktioniert, als ich erwartet hatte, das finde ich schon sehr schön. Also was ich nach wie vor ganz toll finde, ist dieser Unterschied. Man lebt wieder.«*

7. Julian: Ich bin meinen Eltern dankbar

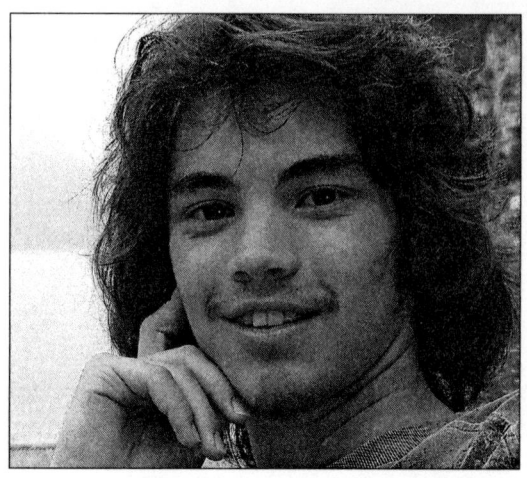

Julian, Foto: privat, bearbeitet von P. Strobel, Photodesign

Julian ist 18 ½ Jahre alt und Einzelkind. Er ist der jüngste der hier vorgestellten CI-Träger und gleichzeitig derjenige, der das CI bisher am längsten trägt: seit dem achten Lebensjahr ist er mit einem CI versorgt. Er macht gerade sein Abitur auf einem Regelgymnasium. Von Geburt an ist er an Taubheit grenzend schwerhörig. Vermutlich ist eine Sauerstoffunterversorgung nach der Geburt der Grund für die Hörschädigung, die von den Eltern bemerkt wird, als Julian sechs Wochen alt ist. Die definitive Diagnose – beidseitige Taubheit mit einem fraglichen Hörrest auf der linken Seite und evtl. weiteren Behinderungen – erfolgt nach weiteren sieben Wochen. Seine ersten Hörgeräte erhält Julian im Alter von vier Monaten. Die Eltern kümmern sich sofort um eine logopädische Therapie und arbeiten mit verschiedenen Logopäden zusammen. U.a. kommt hin und wieder eine Dame von der Gehörlosen-Frühförderung ins Haus. Bedingt durch die Wohnsituation sind lange Anfahrten zu den Logopäden erforderlich. Eine Lehrerin einer

Schwerhörigenschule, wohnhaft in Sindelfingen, wird hin und wieder aufgesucht. Von ihr erhalten die Eltern die besten Tipps. Darüber hinaus beschaffen sie sich Videos von Frau Schmid-Giovannini[28], die ihnen hilfreiche Anregungen geben. Im Alter von 4 ½ Jahren beginnt eine regelmäßige Therapie durch einen Logopäden, die sich bis zum elften Lebensjahr fortsetzt. Für die Anfahrt müssen wöchentlich zweimal eine Stunde in Kauf genommen werden. In der Pubertät erhält Julian eine einjährige Stimmausbildung bei einem Gesangslehrer.

Julian erinnert sich noch gut an die Zeit vor dem CI, das er im Alter von acht Jahren an der Medizinischen Hochschule erhalten hat.

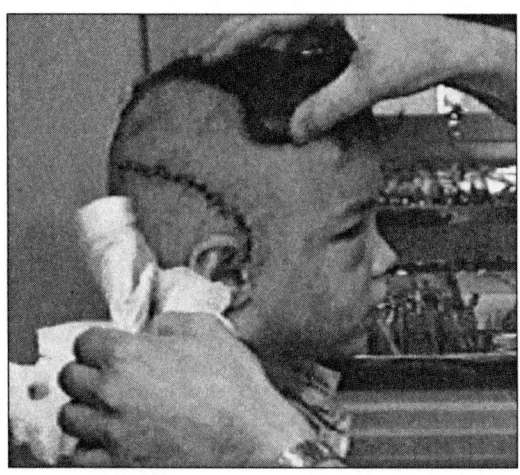

Julian nach der CI-OP, Foto: privat, bearbeitet von P. Strobel, Photodesign

Die Kindergartenzeit bezeichnet er als »normal«, er habe Kumpels gehabt, sich mit ihnen zum Spielen getroffen und die Hörschädigung nicht als problematisch erlebt. »*Ich war ja damals jung, da war das*

---

28 Susanne Schmid-Giovannini, Auditory-verbal Therapeutin, ehem. Lehrerin der Schule Meggen, Leiterin des Internationalen Beratungszentrums für Eltern hörgeschädigter Kinder, Meggen/Schweiz.

Zuhören noch nicht so wichtig. Ich wollte nur einfach mit den anderen spielen. Gesten haben auch oft ausgereicht.«

Wegen seiner Hörschädigung muss Julian vor der Einschulung an einer Gehörlosenschule vorgestellt werden. Auf die Eltern wird massiver Druck ausgeübt, damit sie Julian an dieser Schule anmelden. Dies steht jedoch den Wünschen und Vorstellungen der Eltern – sie wünschen eine Regelbeschulung – diametral entgegen. Julian wird an einer weit entfernten, am christlichen Glauben orientierten, privaten Regelschule eingeschult und von der Mutter immer hin- und hergefahren. Die Eltern sind besorgt, ob Julian diesen Anforderungen in körperlicher Hinsicht gerecht wird, denn die Freizeit ist doch sehr eingeschränkt: Fahrtzeiten, Schulstunden, das Nacharbeiten zu Hause und nicht zuletzt die Therapie fordern ihren Tribut. Die Begleitung durch einen Förderlehrer lehnen die Eltern ab, weil sie befürchten, dass Julian dann vom Unterricht abgehalten wird und letztendlich nicht lernt, sich selbst das nötige Wissen anzueignen, um in der hörenden Welt zu bestehen.

Julian ist dankbar für die Entscheidung der Eltern: »*Ich persönlich finde die Einstellung von meinen Eltern richtig, weil ich mir sage, dass ich mich später ins Berufsleben integrieren muss wie jeder andere auch (…). Und deswegen ist es mir lieber, den alltäglichen Weg zu gehen und schwer dafür zu arbeiten, als irgendwelche Extrawürste zu kriegen, die man später nicht mehr hat und dadurch nicht mehr im Leben klarkommt.*«

Die Grundschulzeit an der evangelischen Schule in Altenkirchen ist Julian in positiver Erinnerung, wenngleich sich sein Gehör zunehmend verschlechtert. »*Die Lehrerin hat sehr viel an Materialien geliefert (…). Dadurch war das sehr gut organisiert und nicht allzu schwierig.*« Außerdem lernt Julian dort seinen besten Freund kennen, der sich viel Mühe gibt, mit ihm zu kommunizieren. »*Ich hab meinen besten*

Freund in der Grundschule ab der ersten Klasse kennen gelernt, das war einfach Zufall: Sein Vater war Rektor an der Schule, und wir hatten mit ihm über meine Gehörlosigkeit gesprochen. Dadurch haben wir uns kennen gelernt. Wir haben uns einfach super verstanden und sind seitdem die besten Freunde. Wir sind immer noch zusammen, mit zehn Jahren ins gleiche Gymnasium gekommen, gleiche Stufe, gleiche Klasse, und nun zusammen im Abitur.«

Julians Hörgeräte sind für seine Mitschüler interessant und liefern Stoff für so manche Anekdote: *»Wenn die Lehrerin wegging, weil sie mal was holen wollte oder etwas mit anderen Lehrern besprechen musste, haben die anderen gesagt: ›Gib mal schnell das Hörgerät her, wir wollen hören, was sie so sagt.‹ Sie hatte ja dieses Mikrophon getragen und es nie abgeschaltet.«*

Wegen der Hörverschlechterung entscheiden sich die Eltern 1996 für eine CI-Versorgung, zumal Julian selbst die zunehmenden Einschränkungen spürt. *»Ich konnte die Lehrerin und auch die Schüler schlecht verstehen mit den Hörgeräten. Von Jahr zu Jahr, von Woche zu Woche wurde mein Hörvermögen immer schlechter.«*

Der Operation sieht Julian mit gemischten Gefühlen entgegen. *»Also vor der OP hatte ich große Angst, aber auf der anderen Seite habe ich mich gefreut, dass ich das CI bekomme. Ich hab irgendwie gedacht, damit wird alles besser. Deswegen hab ich mich auch drauf gefreut. Ich wusste nicht ganz genau, was es damit auf sich hat. Ich wusste nur, da kommt ein CI, das geht einfach besser und fertig ist die Sache.«*

Julian bekommt den Sprachprozessor Clarion 1.2.

»Und als ich dann schließlich die Erstanpassung hatte, da hörte ich auf einmal viel deutlicher, viel lauter. Ich hab Geräusche gehört, die ich früher

mit dem Hörgerät nicht wahrgenommen habe. Z.B. das Kratzen einer Gabel. Das ist das typische Beispiel, oder eben das Geräusch, wenn man mit Buntstiften auf Papier malt. Diese Geräusche hab ich übernatürlich stark wahrgenommen, viel mehr als mit den Hörgeräten früher. Mit dem CI hört man halt viele Geräusche. Das war eben was ganz Besonderes für mich. Die Zwischenphase von der OP bis zur Anpassung, ja das war schon eine schwierige Zeit. Ich hab sie überbrückt mit Spiel und Spaß. Ich habe eigentlich ziemlich ungeduldig darauf gewartet, dass ich endlich das CI angepasst bekomme.«

Julian achtet aufmerksam auf alle Geräusche und wenn er sie nicht erkennt, fragt er nach. Natürlich erinnert sich Julian nicht mehr an alle Einzelheiten aus der Eingewöhnungsphase mit dem CI: »*Aber was ich noch weiß ist, dass man schon gemerkt hat – nachdem ich das CI angepasst bekommen hatte –, dass ich dann wirklich hören konnte, wirklich besser hören konnte. Und von da an ging es auch in der Schule bergauf. Vorher war das eher so, dass man sich, wie soll man sagen, mehr oder weniger durchgemogelt hat durch den Unterricht, weil man nicht alles mitbekommen hat. Und seitdem ich das CI hatte, ging es bergauf.«*

In der Tat kommt Julian hervorragend zurecht, nach Abschluss der Grundschule wechselt er auf das nahe gelegene Gymnasium. Er ist dort der einzige hörgeschädigte Schüler. Frontalunterricht ist die Regel. Julian sitzt immer in den vorderen Reihen der Klasse, aber er muss auch die hinter ihm sitzenden Mitschüler verstehen. Die Eltern suchen Mittel und Wege, um die Kommunikation im Klassenraum zu verbessern. Es wird ein langes Richtmikrophon von Sennheiser angeschafft und in die Mini-FM-Anlage integriert. Damit kann Julian dem Unterricht und den Beiträgen der Mitschüler gut folgen. Die dadurch erforderliche Gesprächsdisziplin kommt der ganzen Klasse zugute und wirkt sich positiv auf die Gemeinschaft aus.

Aufgrund von Defekten an der Akkuhalterung wird der erste Sprachprozessor im Jahr 2001 gegen einen Prozessor der S-Serie ausgetauscht. Ein weiterer Austausch erfolgt 2003 gegen einen Clarion-Platinum-Prozessor, den Julian bis heute nutzt.

Julian ist vielseitig interessiert, er könnte sich vorstellen, Medizin, Mathematik, Physik oder auch Politikwissenschaften zu studieren. Außerdem ist er sehr sportlich. Praktisch bevor er laufen konnte, stand er auf Skiern. Sein Lieblingssport ist allerdings das Downhill Biking:

»Downhill, freeride nennt man das auch, da fährt man mit hoher Geschwindigkeit mit dem Bike den Berg runter, also möglichst schnell über Hindernisse hinweg, wie zum Beispiel über große Steine … Man kann auch von Klippen herunterspringen, meist so drei, vier, fünf Meter. Gleichzeitig kann man noch tricksen, also z.b. das Bike einmal um sich herumwirbeln lassen, wobei man sich also um 360° dreht in der Luft. Auch kann man von einer Rampe aus über eine Straße springen und auf der anderen Seite landen.«

Auch auf Skiern fährt Julian nicht einfach den Berg hinab, sondern macht Freestyle-Ski. Da nicht das ganze Jahr über Ski-Saison ist, hat sich Julian eher dem Downhill-Biking zugewandt. Bei diesen Sportarten trägt Julian immer einen Fullfacehelm, der das Headpeace gut und sicher am Kopf hält. Den Sprachprozessor befestigt er am Gürtel.

Außerdem gehört Kampfsport zu Julians Hobbys. Hierbei legt er allerdings das CI ab. Inzwischen hat er den braunen Gürtel in Jiu-Jitsu. Die Geschichte, wie er zum Kampfsport gekommen ist, ist eine weniger beglückende. In der Mittelstufe gibt es eine Schülerclique, die auf Julians vermeintliche Bevorzugung durch die Lehrer – z.B. wegen der FM-Anlage – mit Mobbing bis hin zu körperlicher Gewalt reagiert. Dass Julian trotz seiner Hörbehinderung gute Noten erzielt, ist der Gruppe offenbar ein Dorn im Auge. Nun kann er seine Eltern davon überzeugen, dass Kampfsport ihm helfen kann, sich zur Wehr zu setzen. Bislang sind sie skeptisch, vor allem wegen des CIs. Julian lernt Jiu-Jitsu in einer Gruppe von Jugendlichen mit Handicap, die von einem sehr besonnenen Trainer geleitet wird. Das Mobbing, die verbale und körperliche Gewalt setzen Julian sehr zu, aber er weiß sich zu wehren. Er steht auch nicht allein, hat Freunde auf seiner Seite und schließlich müssen diejenigen, deren Leistungen nicht ausreichen, ohnehin die Schule verlassen. Dennoch ist es die ganze Zeit über nicht einfach, den Mitschülern, Lehrern und anderen Eltern Julians Hörsituation zu verdeutlichen. Julians Eltern kommen auf die Idee, diesen Leuten eine Simulation des Hörens mit CI aus dem Internet vorzuspielen. Julians Mutter dazu: »*Und das hat eingeschlagen wie eine Bombe. Seitdem hat er eigentlich Ruhe.*«

Julian ist begeisterter Musikhörer, am liebsten mag er Hip-Hop, ist aber auch offen für andere Musikstile. Auch Filme interessieren ihn sehr, ins Kino geht er hin und wieder mit Freunden, aber da ist das Verstehen doch stark eingeschränkt. Daher bevorzugt er DVDs mit Untertiteln, die er gemeinsam mit Freunden anschauen kann. Seine Freunde stören sich nicht an den Untertiteln, im Gegenteil, es gefällt ihnen, wenn sie feststellen, dass Julian dann die Handlung und das Gesprochene versteht. Mit DVD befasst er sich schon, seit diese Technologie auf dem deutschen Markt ist. Auf einer Generalversammlung der HCIG hat er als Zwölfjähriger einen Vortrag darüber gehalten und damit diese für CI-Träger sehr interessante und hilfreiche Möglichkeit einer breiten Zielgruppe zugänglich gemacht.

Kurz vor dem Abitur werden Julian und seine Eltern mit einer unerfreulichen Entwicklung konfrontiert. Nicht zuletzt auf Grund der positiven Erfahrung mit Julian erklärt sich die Schule bereit, eine weitere hörbehinderte Schülerin, die mit Hörgeräten versorgt ist, aufzunehmen. Dieses Mädchen ist ebenfalls auf eine FM-Anlage angewiesen, die auf dem gleichen Kanal wie Julians Anlage geschaltet ist. Dadurch kommt es permanent zu Frequenzstörungen in Julians FM-Empfänger. Bemerkt hat Julian diese Störung während einer Klausur im Frühsommer 2006. Plötzlich hört Julian Stimmen in seiner Anlage, woher sie kommen, kann er sich nicht erklären, und bittet die Lehrer um Hilfe, die sofort durch die Gänge rennen und den Urheber suchen. Sie vermuten, dass sich bei den gerade laufenden Abiturklausuren des Jahrganges 2006 unzulässige Hilfeleistungen per Funk abspielen. Es folgt eine akribische Durchsuchung aller Klassen, bei der sie auf das hörgeschädigte Mädchen stoßen, das an diesem Tag seine Anlage erstmals nutzt.

Diese Schülerin wird von einem Förderlehrer begleitet, der auf der Nutzung der FM-Anlage speziell auf diesem Kanal besteht. Gesprächsversuche mit den Eltern dieses Mädchens sind erfolglos. Auch die Kontaktversuche der Lehrerschaft mit diesen Eltern werden nicht beantwortet. Obwohl es ein Leichtes wäre, die Anlage auf eine andere Frequenz einstellen zu lassen, beharren sie auf ihren Rechten, ohne sich darum zu kümmern, dass ein anderer Schüler – Julian, der nicht nur seit Jahren an dieser Schule ist und sich ganz allein um die Platzierung und das Funktionieren seiner Anlage kümmert, sondern darüber hinaus sich auf sein Abitur vorbereitet – dadurch gestört wird. Es wäre völlig unproblematisch, diese recht neue Anlage umzuprogrammieren, während dies bei Julians älterer Mini-FM-Anlage schwierig und kostspielig ist.

Diese unsolidarische, rücksichtslose Haltung trifft Julian und seine Eltern sehr. Auch die Lehrer sind entsetzt, dass gerade betroffene Eltern, die eigentlich um einen problemlosen Ablauf bemüht sein müssten, solche Schwierigkeiten machen. Nun muss die Familie wieder schnellstmöglich ein Problem lösen, das ihr von außen auferlegt wird. Auf eigene Kosten – es sind immerhin 1500 € – wird für Julian eine neue Anlage beschafft, die auf eine andere Frequenz umprogrammiert wird.

Julians Tage an der Schule sind gezählt, er steht kurz vor dem Abschluss. Allerdings stellt sich den Lehrern die Frage, ob sie, trotz der sehr positiven Erfahrung mit Julian, in Zukunft bereit sein werden, nach Vorfällen wie mit dem schwerhörigen Mädchen hörgeschädigte Schüler aufzunehmen.

Das Abitur an einem Regelgymnasium fordert großen Einsatz, Fleiß und Ausdauer von einem hörgeschädigten Schüler. Julian ist ehrgeizig und betrachtet gute Noten als wichtig für seine berufliche Karriere. Trotzdem ist er ein ganz normaler junger Mann mit Interessen wie andere auch.

Zwei Wochen nach seinem 18. Geburtstag macht Julian den Führerschein und wird fortan zum ambitionierten Autofahrer. Natürlich trägt er beim Autofahren immer sein CI und er hört auch gerne Musik dabei. *»Radiobeiträge verstehe ich nicht, ich stelle dann doch meistens CD-Musik ein, damit ich meine eigene Musik habe. Es ist schon ein Vorteil, wenn man mit CI Auto fährt, denn man muss hören, wie der Motor läuft, wie das mit der Kupplung ist, und auch andere Geräusche halt eben. Wenn man ohne CI fährt, ist das sehr gefährlich, finde ich. Man hört dann z.B. den Krankenwagen nicht. Obwohl, mit dem Krankenwagen hab ich keine Bedenken, man sieht das meistens auch durch den Rückspiegel. Da guckt man regelmäßig hin, und dann sieht man da automatisch, wenn der Krankenwagen kommt.«*

Jetzt freut sich Julian auf die Zeit nach der Schule und hofft, mehr Zeit für andere Dinge zu haben. Er will studieren, möchte aber zunächst mehr von der Welt kennen lernen. *»Ich möchte gerne unter anderem mal mehr von der Welt kennen lernen, ich möchte einfach meine Frei-*

zeit irgendwie genießen, die etwas zu kurz gekommen ist, ich möchte mich einfach mal aktiv richtig austoben. Ich hab ja auch Vorteile, ich muss wegen meines schlechten Hörens nicht zum Bund, nicht zum Zivi. Deswegen möchte ich diese Zeit nutzen und Erfahrungen sammeln, ganz gerne auch im Ausland, vielleicht sogar in mehreren Staaten, wenn's geht. Ich weiß jetzt noch nicht genau, möchte einfach mal schauen, was es für Möglichkeiten gibt. Gerne würde ich mal Kanada kennen lernen. Und während dieser Zeit möchte ich mich auch ein wenig darum kümmern, dass ich einen Studienplatz bekomme. Aber ich weiß noch nicht genau in welchem Fach (…).«

Julian beobachtet, dass sich immer mehr CI-Träger auf dem zweiten Ohr versorgen lassen.

Er kommt gut mit einem CI zurecht und ein zweites ist für ihn eher die Frage nach dem besten Zeitpunkt. »*Ich denke, die Technik kann noch besser werden. Wenn man sich einfach mal die Chronologie anschaut, wie sich die CI-Technik in den Jahren verbessert hat, da ahnt man, dass diese noch viel mehr kann. Noch ist es so, dass das CI immer noch schlechter ist als das menschliche Gehör. **Noch** ist das so! Mein CI ist ja schon elf Jahre alt. Und man merkt inzwischen, dass es immer schwieriger wird, mit dem älteren Implantat die neue Technik zu nutzen. Das ist eben auch ein Grund, warum man vielleicht abwarten sollte. Es ist wirklich verständlich, dass es von der Technologie her schwer ist, Neuerungen durchzuführen. Aber das ist auch ein Grund, warum man nicht sofort auf jeden Trendzug aufspringen sollte, sich z.B. ein zweites CI implantieren zu lassen. Man sollte einfach abwarten und das Ganze beobachten. Für mich persönlich kommt daher im Moment kein zweites CI in Frage.*«

8. Laura: Mit 23 habe ich den ersten Zischlaut in meinem Leben gehört

Laura wurde Ende der 1970er Jahre in der damaligen DDR geboren und ist auch dort aufgewachsen. Durch einen schweren Fahrradunfall der Mutter während der Schwangerschaft wird Lauras Hörbiografie schon vor der Geburt beeinflusst. Wegen eines eingeklemmten Nervs ist die Mutter eine Zeit lang gelähmt und erhält Medikamente. Die Ärzte wissen nicht, ob und inwieweit die Verletzungen und die Medikation schädigend auf den vier Monate alten Fötus wirken. So wird die Geburt abgewartet und der jungen Mutter empfohlen, den Säugling regelmäßig einem Kinderarzt vorzustellen. Im Alter von zehn Monaten werden eine Unterfunktion der Schilddrüse und eine Schädigung des Innenohrs diagnostiziert. Niemand kann sagen, ob die Hörschädigung eine Folge des Unfalls oder durch die Schilddrüsenfunktionsstörung bedingt ist. Schon mit zehn Monaten erhält Laura ein Kastenhörgerät.

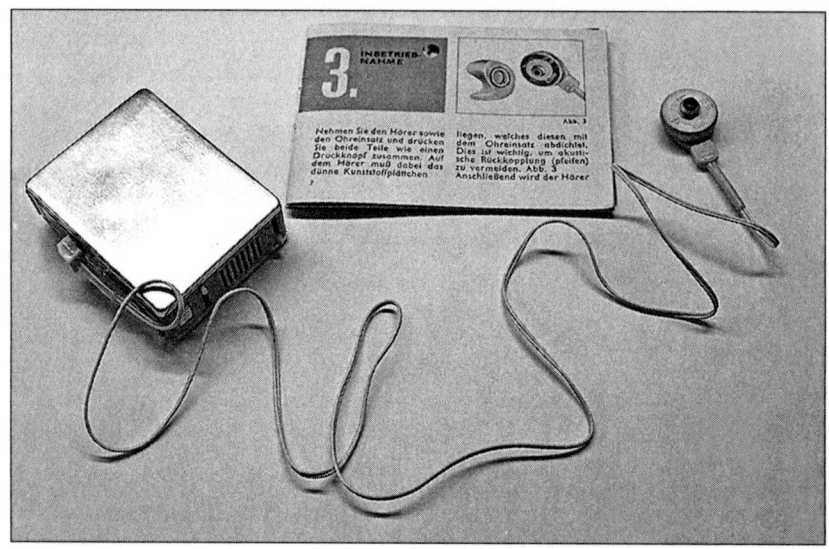

Lauras Kastenhörgerät, Foto: privat, bearbeitet von P. Strobel, Photodesign

Die einseitige Versorgung ist regelhaft in der DDR. HdO-Geräte stehen nicht zur Verfügung.

Im Alter von zwei Jahren beginnt für Laura die logopädische Behandlung: *»Als Kind fand ich diese Zeit ganz schrecklich. Was ich da immer so für Aufgaben bekommen habe und dass man jeden Tag üben musste. Und dann diese Übungen mit einem Blatt vor dem Mund, wo man nicht ablesen durfte, also ich fand das immer ganz schrecklich. Aber meine Mutter hat sich da richtig reingehängt und das ist auch der Grund, warum ich für meine Hörverhältnisse ziemlich gut sprechen gelernt habe.«*

Da die Eltern in der DDR nicht die gewünschte technische Versorgung ihres Kindes erhalten, fliegt die Familie nach Budapest, um Laura in einer Kinderklinik untersuchen zu lassen. Die hier tätige deutsche Ärztin empfiehlt, das Kind mit HdO-Geräten zu versorgen.

Die Eltern bemühen sich in der heimatlichen Klinik um eine derartige Versorgung. Leider erfolglos: HdO-Geräte gebe es erst dann, wenn Laura in der Berufsausbildung sei. Auf die Frage der Mutter, wie ein derartig stark hörgeschädigtes Kind denn da ohne vernünftige technische Versorgung hinkommen solle, gibt es keine Antwort.

Die Eltern überlegen hin und her und nutzen dann Auslandskontakte in der Schweiz, die der Vater in seiner Jugend während eines Urlaubs in Ungarn hatte knüpfen können. Außerdem lebt ein Onkel der Mutter in Bayern. Aus Ungarn erhält Laura die ersehnten Hörgeräte. Die Eltern müssen große Summen dafür aufbringen. Wenn Reparaturen fällig sind, reist die Großmutter[29] nach Bayern, wo die bayerischen Familienangehörigen die Kosten für den Akustiker aufbringen. Obwohl in der DDR üblicherweise die Batterien kostenfrei für Hörgeräteträger

---

29 Nur Rentner durften die DDR verlassen, z.B. zu Reisen in den Westen. Die Ausfuhr von Devisen aus der DDR war verboten und die DDM (offizielle Bezeichnung der Mark der DDR) war nicht frei konvertibel.

abgegeben werden, müssen Lauras Eltern diese Kosten selbst tragen, da ihr Kind »geschmuggelte« Hörgeräte trägt.

Laura besucht einen Regelkindergarten, trägt schon mit vier Jahren HdO-Geräte und wird dann auch in eine Regelschule eingeschult. Sie soll so aufwachsen wie andere Kinder auch, lesen, schreiben und rechnen lernen. Durch die Vermittlung der Schweizer Bekannten bekommt Laura eine FM-Anlage – eine in der DDR (Mitte der 1980er Jahre) noch unbekannte Technik. Laura versteht den Lehrer gut und ihre Sprache verbessert sich spürbar.

In der zweiten Klasse kommt es zu einem erneuten Hörsturz. Laura wird in eine nahe gelegene Klinik und später in Berlin in die Charité eingeliefert, wo sie gründlich untersucht wird und Infusionen erhält. Das kleine Mädchen muss weit von zu Hause seinen achten Geburtstag im Krankenhaus feiern! Im Dezember wird sie aus der Klinik entlassen und im Januar geht sie wieder zur Schule. Leider folgt der nächste Hörsturz auf dem Fuße: Wieder eine Einweisung in die Charité. Neue Hörgeräte müssen beschafft werden – eine langwierige und komplizierte Prozedur –, die Großmutter muss wieder auf Reisen gehen, um die Geräte zu besorgen.

Die Schule findet nun einen Anlass, sich von Laura zu trennen. Es war schon mühsam gewesen, Laura in diese Regelschule einzuschulen, nun aber sieht der Direktor gute Gründe, das Kind abzuschieben. Ende der zweiten Klasse muss Laura als Einzige in der Klasse ein Diktat schreiben. Die Lehrerin ermöglicht ihr keinen Blickkontakt und so tut Laura ihr Möglichstes: Sie schreibt ihre eigene Geschichte! Eine fehlerfreie Geschichte, nicht aber das, was die Lehrerin diktiert hatte. *»Und der Kommentar vom Direktor: Runter von der Schule!«*

»Ich sollte auf die Gehörlosenschule in H. gehen. Da standen meinen Eltern die Haare zu Berge. Weil in H. damals kaum gesprochen wurde.

Es wurde vorwiegend gebärdet. Und meine Eltern wollten natürlich diese mühselig errungenen Spracherfolge nicht einfach so über den Haufen werfen. Sie wollten, dass ich weiter in der Sprache bleibe.«

Die einzige Möglichkeit besteht darin, Laura in die Körperbehindertenschule in der Nachbarstadt zu schicken. Das Lernniveau ist äußerst begrenzt und Laura, die schon in der Regelschule exzellente Leistungen erbracht hatte, wird mühelos Klassenbeste, aber sie langweilt sich, fühlt sich unterfordert. Sie verliert den Draht zur »normalen« Welt: In der Schule ist sie mit Körperbehinderten und in der Freizeit nur mit ihren Eltern und ihrer Schwester zusammen. Als positiv empfindet es Laura im Nachhinein, dass sie frühzeitig gelernt hat, ohne Scheu mit Menschen mit Behinderungen umzugehen. Fünf Jahre verbringt Laura an dieser Schule. In der Klasse sind maximal zehn Schüler, mit den meisten klappt die Kommunikation gut, da Laura ständig ihre FM-Anlage nutzt.

Im schulischen Umfeld fühlt sich Laura nicht richtig wohl, sie möchte gerne aufs Gymnasium. Zusammen mit den Eltern schaut sie sich das Schwerhörigen-Gymnasium mit angeschlossenem Internat in Berlin an. *»Ich hab mir das angesehen, ich hab eine Unterrichtsstunde mitgemacht, und in der Pause war das so etwas von laut, weil keiner den anderen verstand. Alle haben sich angeschrien. Jeder hat nur noch gebrüllt. Ich konnte mir das nicht vorstellen. Dann hab ich gesagt, lieber mein kleines Leben in der Kleinstadt als da.«*

Laura hat Glück: 1990 bringt »die Wende« Lichtblicke in ihr Leben. War ihre Perspektive bislang auf den Abschluss der zehnten Klasse der Sonderschule beschränkt, erhofft sie sich nun von der neuen politischen Konstellation mehr Freiheit und Zukunftschancen: *»Großer Aufschrei, vielleicht darfst du jetzt wieder in eine normale Schule. Kein Direktor, der dir verbietet, wegen irgendeiner Behinderung auf eine normale Schule zu gehen.«*

Und tatsächlich, der Direktor des Gymnasiums ihrer Heimatstadt, das auch ihre Schwester besucht, zeigt sich aufgeschlossen und nimmt Laura in die achte Klasse auf. Rasch stellt Laura fest, dass sie vieles aufholen muss, denn entgegen den Behauptungen der Sonderschule waren die Schüler dort bei weitem nicht auf einem mit dem Gymnasium vergleichbaren Wissensstand. Die Lehrer des Gymnasiums zeigen viel Verständnis für Lauras Defizite, versorgen sie mit Büchern und gewähren ihr die nötige Zeit. Anders jedoch die Mitschüler.

Bedingt durch die Wende wird eine neue Klasse zusammengestellt, deren Schüler von unterschiedlichen Schulen der umliegenden Dörfer kommen und sich zum großen Teil schon kennen. Dadurch, dass sie gruppenweise von diesen Schulen kommen, bilden sie auch an der neuen Schule Cliquen. Laura kennt niemanden, kann kaum hören und wird dadurch schnell zur Außenseiterin. Laura ist »anders«: Immer wieder muss sie mit ihrer FM-Anlage zum Lehrer gehen, fühlt sich angestarrt und unwohl. Einzige Zeiten für eine Kontaktaufnahme mit den Mitschülern wären die Pausen, doch der Lärm ist so stark, dass es Laura unmöglich ist, dabei ein Gespräch zu führen. Da bleibt nur eines: volle Konzentration auf den Unterrichtsstoff und auf das Lernen.

»Ich habe mich in mein Zimmer vergraben und gelesen. Ja, Bücher fand ich spannend, Bücher haben mich nicht enttäuscht, ich hab was gelernt, hab alles verstanden, brauchte nicht akustisch irgendwelchen Worten hinterherzurennen, also das Lesen war überhaupt ein ganz großes Geschenk für mich. Als ich in der ersten Klasse lesen gelernt habe, war ich hin und weg von Büchern. Das hat mir auch sehr viel gebracht, auch beim Lernen der Sprache. Weil man immer die perfekte Sprechweise sieht und es ist ja immer alles im Hochdeutschen geschrieben, dadurch lernt man gleich noch sehr viel mit. Und ich hab das eben zu der Zeit noch mehr praktiziert als sonst. Wenn die anderen sich in ihrer Clique getroffen haben, hab ich mich eben zu Hause hingesetzt und irgendwelche Sachen abgemalt aus Schulbüchern, oder eben gelesen.«

Ähnliche private Aktivitäten wie die ihrer Altersgenossinnen bleiben Laura verwehrt. Lediglich mit einem gleichaltrigen schwerhörigen Mädchen aus der Körperbehindertenschule bleibt der Kontakt bestehen, hier hat sich eine Freundschaft entwickelt, die zwar kontinuierlich fortbesteht, aber nicht als sehr eng bezeichnet wird. Laura vermisst den privaten Austausch mit den Klassenkameradinnen. Ihre Versuche, in die Disco zu gehen, um mitreden zu können, sind erfolglos, da dort erst recht keine Kommunikation möglich ist. Laura möchte gerne die Mitmenschen dazu bewegen können, so zu sprechen, dass sie verstehen kann. Da ihr das nicht gelingt, hat sie das Gefühl, sich selbst auszugrenzen. *»Es gibt in meiner Schulklasse vom Gymnasium mehrere Schüler, mit denen ich in fünf Jahren kein einziges Wort gewechselt habe.«*

Lauras Konzentration auf die Schule, ihr Ehrgeiz und ihre Intelligenz werden belohnt: Sie besteht – als einzige hörbehinderte Schülerin auf dem Regelgymnasium – als Zweitbeste ihres Jahrgangs das Abitur. Laura kann auf eine Kindheit in einem geborgenen Elternhaus und auf eine erfolgreiche Schulkarriere zurückblicken. Was sie jedoch wegen der fehlenden Kontakte zu Gleichaltrigen nicht aufbauen konnte, ist Selbstvertrauen: *»Ich denke immer, dass mich das auch sehr viel gekostet hat. Also, andererseits schätze ich mich glücklich, dass ich das so geschafft habe, und weiß auch, dass es ein sehr wertvolles Gut ist, was ich habe. Aber was mich immer wieder mein ganzes Leben lang verfolgt hat und immer noch verfolgt, sind die Selbstzweifel.«*

Nach dem Abitur nimmt Laura das Studium eines informatiknahen Studiengangs auf. Das Grundstudium kann sie mit FM-Anlage noch einigermaßen bewältigen. Doch dann folgen weitere Hörstürze. *»Aber besonders im Studium wurde es dann kritisch, da hat einem eigentlich gar keiner mehr geholfen. Und da habe ich mir angewöhnt, alles alleine zu machen. Ich habe keine Ahnung gehabt, dass Studenten*

sich in Lerngruppen treffen. Ich habe mich selber hinter den Schreib-
tisch geklemmt, meinen Mathestoff gepaukt, dann versucht, selber zu
verstehen, hab das ganze Studium eigentlich in einer einzigen Soloshow
durchgezogen. Und als ich im Studium dann auch wieder mehrere
Hörstürze hatte, war ich irgendwann so weit, dass ich auch mit der
FM-Anlage nichts mehr anfangen konnte.«

Im Hauptstudium werden das Verstehen und die Kommunikation
extrem erschwert und Laura beschließt, sich mit einem CI versorgen
zu lassen. Voruntersuchung und Operation verlaufen unspektakulär,
wichtig sind für Laura die Erfahrungen in der Rehabilitationsphase:
»Ich war sehr motiviert. Also ich habe Hörtraining gemacht ohne Ende,
ich fand es toll, was ich alles entdecken konnte. Ich hab mit 23 den ersten
Zischlaut in meinem Leben gehört und war hin und weg. Und als die
Logopädin an der MHH das Wort Tisch gesagt hat, hab ich mich am Stuhl
festgehalten. Weil ich nur ›Ti‹ kenne, aber nicht ›Tisch‹.«

Es sind aber nicht nur die Nutzgeräusche, die Laura zum ersten Mal im
Leben hört: *»Ich bin richtig auf Entdeckungsreise gegangen, was man alles*
wahrnehmen kann. Ich habe mich aber auch schnell überfordert. Ich habe
gelernt, gewisse Dinge auszublenden. Also z.B. Schritte beim Gehen einfach
mal ein bisschen akustisch in den Hintergrund zu drängen. Aber es gibt
sehr viele Dinge, wo ich das nicht schaffe. Also das Hören im Störgeräusch
ist bei den Tests immer bei fast 0 % oder 1 %, also äußerst mager.«

Trotz ihrer Kommunikationsprobleme schließt Laura ihr Studium mit
Auszeichnung ab und tritt eine Stelle als wissenschaftliche Mitarbeite-
rin an einem renommierten Forschungsinstitut in der medizinischen
Softwareentwicklung an.

Vor allem wegen der Probleme im Störschall entscheidet sich Laura
kurz nach Beginn ihres Dienstverhältnisses für ein zweites CI. Sie kann

zwar auf diesem Ohr noch etwas hören, allerdings tritt sehr schnell eine Erschöpfung ein. Diesmal leidet sie nach der OP lange Zeit unter heftigen Schwindelattacken, was zu einer dreimonatigen Krankschreibung führt. Der Hörerfolg im Störgeräusch steigert sich auf 3 %. Nicht nur in dieser Hinsicht bleiben ihre Hoffnungen unerfüllt.

»Das zweite CI hat leider eher ins Negative gewirkt. Wenn ich es benutze, explodiert der Tinnitus auf der anderen Seite. Das rechte Ohr war immer mein gutes Ohr, aber immer auch mein Hörsturzohr. Das linke Ohr hatte zwar fast die gleiche Hörkurve, war aber so verzerrt, es hat sich alles wie eine Kreissäge angehört, in einer Tonlage, ich konnte überhaupt keinen Ton mehr unterscheiden. Und ich habe gehofft, dass das mit dem CI anders wird. Es ist überhaupt nicht anders geworden. Es hört sich links immer noch alles an wie eine Tonlage, Kreissäge (…) und es ist irgendwie nur so, dass ich viel mehr mitkriege. Es klingt alles gleich. Knistern klingt wie Autofahren, klingt wie Sprechen, es klingt alles gleich, und es tut weh. Ich habe nach dem zweiten CI monatelang trainiert und habe mich gezwungen, sehr oft nur das zweite CI alleine zu benutzen. Aber mein Kopf wollte nicht! Wenn ich das CI links anschalte, ist es wie auf Knopfdruck rechts so laut, dass ich rechts fast nichts anderes mehr wahrnehme. Weil mein rechtes Ohr aber eigentlich mein Hauptohr ist, wird es dadurch gestört. Es ist irgendwie, als ob jemand ein pfeifendes Radio neben mich stellt.«

Zumindest ist Laura froh, es mit dem zweiten CI versucht zu haben, doch die Ermutigung nach der ersten CI-OP ist wie weggeblasen, denn im Alltag spürt Laura immer die negativen Folgen des zweiten Eingriffs. Zum einen hat sich ihr Hörvermögen nicht verbessert, sondern durch die Verzerrungen beim zweiten CI eher verschlechtert, zum anderen kann sie infolge des Gleichgewichtsausfalls kaum mehr im Dunkeln laufen. Das ist eine herbe Einbuße der Lebensqualität.

Eine positivere Entwicklung der Sozialkontakte ist nicht in Sicht. Lediglich mit zwei Arbeitskollegen unterhält Laura, die seit dem Studium in einer fremden Stadt lebt, private Beziehungen. Mit einem der beiden – einem ruhigen Menschen, der keine Hintergrundmusik braucht – trifft sie sich alle paar Wochen auf ein Glas Wein. Mit dem anderen geht sie zwei- bis dreimal im Jahr ins Kino. Das größte Hindernis sieht sie in der Tatsache, dass sie auf eine ruhige Umgebung angewiesen ist, weil sonst keine Kommunikation möglich ist. Dies ist auch ein Problem am Arbeitsplatz, denn informelle Gespräche mit Kollegen scheitern an der Geräuschkulisse.

Ihr Glück findet Laura in ausgiebigen Fahrradreisen. Mehrfach ist sie Tausende Kilometer durch Nordeuropa gefahren, auf einigen Reisen wird sie von einer Freundin aus Schulzeiten begleitet, die keine hohen kommunikativen Anforderungen stellt. »*Das ist das Tolle an meiner Fahrradfreundin. Mit der kann ich auch mal eine Stunde hintereinander fahren und man sagt nichts. Da zeigt man immer nur mal, oh, guck mal da, das ist schön, oder man hält mal an und macht ein Foto. Und das war es dann mit Reden. Und ich empfinde diese Fahrradtouren immer als Urlaub von der Kommunikation. Ich finde das immer sehr angenehm.*«

Aber Laura ist auch allein verreist: »*Und die schönste Tour war die Tour, die ich alleine gemacht habe. Ich war ja vor anderthalb Jahren alleine verreist mit dem Fahrrad. Und das war das Beste, was mir passieren konnte. Es war zwar wahnsinnig anstrengend, und es war wahnsinnig kalt, in der ersten Nacht ist mein Wasser in der Flasche gefroren, weil es so kalt war. Und ich bin die erste Nacht durchgefahren, weil ich in die nächste Stadt wollte, auf den Zeltplatz. Ich bin nachts auf dem Flughafen angekommen und dann gleich nachts um zwei losgefahren. Das war am Übergang vom Winter zum Frühling. Und ich habe die erste Zeit auch mal geheult, immer dieser blöde Wind und immer total kalt. Es war immer so Windstärke vier bis fünf, und immer von vorne. Und man hatte eigentlich nur noch zu kämpfen. Aber nach ein paar Tagen hat es irgendwie klick gemacht. Da hab ich gedacht, man muss einfach nur alles zulassen. Sich nicht aufregen, einfach zulassen und genießen. Und selbst wenn du noch so fertig bist, du guckst einfach an den Straßenrand und denkst, och, die Blümchen, die kenn ich noch nicht. Ich bin jemand, ich interessiere mich für solche Details. Für kleine Pflanzen oder wie draußen ein Eisberg schwimmt. Ich gucke mir gerne solche Details einfach an. Da hangele ich mich auch weiter. Und dann kann es auch in einem Bein wehtun, das ist dann nicht so schlimm. Aber ich erlebe was, und ich fülle mich mit neuen Eindrücken. Diese Radtouren sind für mich im Prinzip eine Auszeit vom normalen Leben.«*

Es ist aber nicht nur das Glücksgefühl, das Laura hier empfindet, sondern auch Stolz.

»Also ich brauche positives Feedback, aber mich selbst über meine Leistung zu freuen, das fällt mir schwer. Das klappt auf dem Fahrrad am besten. Wenn ich eine schöne Etappe hatte irgendwo, egal wie hart sie war, dann fühle ich mich richtig gut und bin stolz auf mich. Aber mit der Arbeit, da bin ich vielleicht mal einen kleinen Moment stolz, aber das flacht sehr schnell wieder ab. Ich zehre irgendwie nicht so lange davon.«

Zurzeit befindet Laura sich in der Endphase ihrer Doktorarbeit. Ein interdisziplinäres Thema, das eigentlich viel Kommunikation mit Kollegen und Fachleuten erfordert. *»Ich hatte wegen meiner Doktorarbeit einige Gespräche mit externen Professoren, wo ich auch hingefahren bin, weil ich noch Unterstützung brauche. Und das eine Treffen ist völlig in die Hose gegangen aus meiner Perspektive. Ich hab ihm zwar am Anfang gesagt, ich höre schlecht, Sie müssen mich immer angucken, ich muss von den Lippen ablesen. Ich hab auch immer nachgehakt, wenn er wieder zu leise wurde und so. Aber gegen den hessischen Dialekt ist kein Kraut gewachsen.«*

Für Laura bedeutet dies auch eine große Anzahl kommunikativer Herausforderungen. Dies ist vor dem Hintergrund der Tatsache, dass viele Informationen oder auch nur Tipps zwischen Tür und Angel, d.h. in informellen Zusammenhängen, bekannt werden, für Laura sehr schwierig. Das Empfinden, nicht mitzubekommen, was anscheinend an Informationen frei schwebend im Institut und in Fachkreisen kursiert, ist immer wieder schmerzhaft. *»Ein Mangel an Selbstvertrauen besteht vor allem im Kommunikativen. Ich habe Angst vor Besprechungen (…) Ich habe dann wieder Angst, dass ich wieder nicht verstehe, dass mir wieder ein Haufen Sachen entgehen, dass ich mich in den Momenten einfach nicht behaupten kann.«*

Laura schwankt oft zwischen Kampf und Kapitulation: *»Kampf: Für mich schon, kommt mir dauernd so vor. Wenn ich z.B. in einer Besprechung bin, dann habe ich gar keine Lust mehr zu kämpfen und jedem Wort hinterherzurennen. Ich habe erst nach dem zweiten CI gelernt, die Arme auch zu verschränken, mich zurückzulehnen und die anderen reden zu lassen, ohne mich zu stressen. Also nicht mehr zuzuhören. Aber andererseits finde ich das auch schade, weil ich mich natürlich gerne einbringen würde. Aber wenn ich mich einbringen will, dann hetze ich nur hinterher. (…) Wenn ich im Haus einem Kollegen im Vorbeigehen begegne, gerade an der Kaffeemaschine – den meisten Leuten begegnet man an der Kaffeemaschine – da wird der Kaffee frisch gemahlen. Du kannst dir vorstellen, wie laut das ist. Wenn das Ding angeht, verstehe ich absolut nichts mehr. Wenn mich dann jemand anspricht und ich habe den Eindruck, es war nur eine nette Bemerkung im Vorbeigehen, dann lächle ich zurück und gehe weiter. Wenn ich den Eindruck habe, er hat mich etwas gefragt, dann bleibt mir nichts anderes übrig, als mir die Person zu schnappen, nach nebenan zu gehen, wo man die Kaffeemaschine nicht mehr so hört, und zu sagen, wir müssen es jetzt hier machen, ich verstehe dich an dieser Höllenmaschine nicht. Ich bin mir aber nie sicher.«*

Das für Sozialkontakte so bedeutsame Putzsprechen im Kollegenkreis bleibt völlig aus. Und damit sind auch die Chancen, im Rahmen eines Smalltalks Informationen über Geschehnisse am Arbeitsplatz oder fachliche Fragen zu beziehen, gleich null. Lauras Wahrnehmung durch die Kollegen wird dadurch extrem reduziert.

Es erscheint sehr schwierig, eine Korrelation zwischen messbarem Hörerfolg und realem Verstehen im Alltag herzustellen. »*Ich habe den Eindruck, es ist unterm Strich genommen auf einer Stufe geblieben*« [das Hören mit 2 CI im Vergleich zum Hören mit 1 CI und 1 Hörgerät, Anm. MB].

Während sie unter optimalen Bedingungen relativ gut versteht, z.B. auch wesentlich bessere Testergebnisse bei Einsilbern erzielt, und sogar mit ihren Eltern telefonieren kann, hat sie im Alltag größte Schwierigkeiten bei der Kommunikation. Bestenfalls ein Zweiergespräch in ruhiger Umgebung ist möglich. Im Gegensatz zu früher hört Laura sehr viel mehr Geräusche, die sich aber als störend beim Sprachverstehen erweisen. Diese Kombination aus viel hören und wenig verstehen macht es so schwierig. Schwierig, weil eine entspannte Kommunikation so gut wie nie möglich ist, aber auch schwierig, weil ihre Situation anderen Menschen, z.B. gut hörenden Kollegen, nicht vermittelbar ist.

»*Ich höre viel mehr, aber nicht unbedingt besser. Viele haben den Eindruck, die mich von früher kennen, ich hätte mit Hörgeräten besser verstanden, in einem lauten Umfeld. Jetzt ist es so, ich höre diese ganzen Nebengeräusche, ich höre viel mehr und kann es nicht trennen. D.h. unter perfekten Laborbedingungen in Hannover, beim Test, da komme ich dann auch mal auf 25 % Einsilber. Aber es lässt sich überhaupt nicht auf das übertragen, was ich im Alltag habe. Weil da ist es nicht unter perfekten Laborbedingungen. Und das ist der Grund, warum viele Leute*

*den Eindruck haben, ich hätte sie früher besser verstanden. Da habe ich
die Nebengeräusche einfach nicht gehört.«*

Das Hören und (akustische) Verstehen stellen für Laura immer noch
ein großes Problem dar. Sie ist sich des Einflusses dieser Problematik
auf ihr Selbstwertgefühl bewusst. Sie hat aber die Kraft und die Fähigkeiten, sich in der hörenden Welt und in akademischen Fachkreisen
zu behaupten und weiß, dass sie dies ihren Eltern zu verdanken hat.
*»Meine Eltern haben immer hinter mir gestanden. Sie haben mich bei
der Schule unterstützt ohne Ende, im Studium, und unterstützen mich
immer noch. D.h. wenn ich irgendwo Schwierigkeiten habe, sind sie nach
wie vor die ersten Ansprechpartner. Und wenn mir mal überall der Kra-
gen platzt, dann kann ich mich da auch mal ausheulen und das ist gut.
Und ich glaube, wenn man das nicht hat, dann fällt es einem noch viel
schwerer, sich da durchzukämpfen. Ich bin froh, dass es so gelaufen ist.
Ich würde es gar nicht anders haben wollen. Also ich würde jetzt nicht ein
bequemes Gehörlosenumfeld haben wollen, wo alle sich nur mit Gebärden
gegenseitig verstehen. Ich bin froh, dass ich in dem Bereich bin, wo ich
dann einfach meinen eigenen Weg einschlagen kann. Es gibt viel mehr
Möglichkeiten in einer normalen hörenden Umgebung, selbst wenn du
dich auf die anderen Bereiche fixierst. Und diese Möglichkeiten wollte ich
haben. Deswegen bin ich auch froh, dass meine Eltern da immer Druck
gemacht haben.«*

Die Doktorarbeit steht kurz vor dem Abschluss, wenn sie fertig ist,
wird Laura sich aufs Fahrrad schwingen und wieder eine Auszeit vom
Alltag nehmen.

9. Christian: Kommunikation mit CI, ein Quantensprung

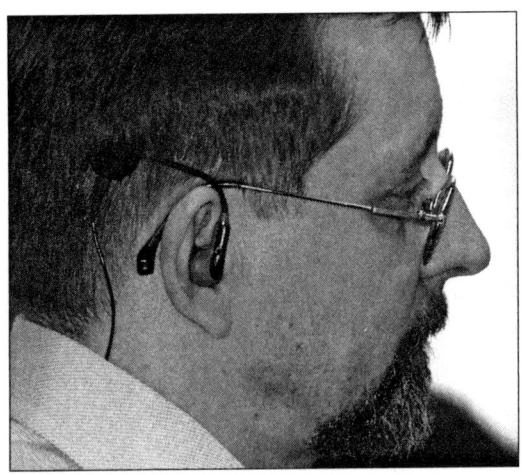

Christian © P. Strobel, Photodesign

Christian wurde 1954 in Oldenburg/Niedersachsen als Sohn eines Bundeswehrsoldaten und einer Lehrerin geboren. Von klein auf ist Christian sehr stark kurzsichtig und trägt eine Brille mit starken Gläsern und dickem Gestell. Die ersten sieben Lebensjahre verbringt er in Oldenburg, in unmittelbarer Nähe eines Starfighterflugplatzes, in einem Tieffluggebiet. Bis auf eine Höhe von 30 m überfliegen die Maschinen den Ort. Somit ist Christian schon in den ersten Lebensjahren ständig ohrenbetäubendem Lärm ausgesetzt.

Mit sieben Jahren wird Christian in Oldenburg eingeschult. Die Lehrerin bemerkt, dass mit ihm etwas »nicht stimmt« und vermutet eine Hörschädigung. Davon wollen die Eltern aber nichts wissen und unternehmen nichts.

Berufssoldaten werden häufig versetzt, ihre Familien müssen oft umziehen. Für Christian bedeutet dies ständige Schulwechsel, Fehlen kontinuierlicher Beziehungen zu Gleichaltrigen und die Notwendigkeit, sich immer wieder an neue Gegebenheiten anzupassen. Die Atmosphäre in der Familie ist angespannt, der Kontakt zum Vater, der aus dienstlichen Gründen oft auf Reisen ist, bleibt schwierig, so lange Christian im Elternhaus wohnt.

»Und der Vater hat auch Auslandsreisen gemacht mit der Gorch Fock. Das war für meine Mutter eine Wochenendehe, sag ich einfach mal. Und sie hat das später auch gesagt, das war der absolute Horror, die Wochenenden. Sie wollte etwas von meinem Vater, mein Vater wollte etwas von ihr, wir wollten was von ihr, der Vater störte nur. Und für ihn störten wir. Und das war für uns drei Kinder fast immer ein ewig gespanntes Verhältnis zu meinem Vater. Seit ich da auszogen bin, 1977, von da an ist das Verhältnis eigentlich erst besser geworden.«

1962 zieht die Familie nach Kiel, Christian kommt in der neuen Grundschule nicht zurecht. Dann der Wechsel aufs Gymnasium. Die Schule macht Christian keinen Spaß, vor allem die sprachlichen Fächer fallen ihm schwer. *»Lust an der Schule gab's nie. Ich bin zur Schule gegangen, weil man das muss. Ich bin da so durchgerutscht. Ich hab auch keinen besonderen Ansporn gehabt, Schule durchzuziehen, ich musste es halt machen.«*

1965 zeigt sich die Hörschädigung so massiv, dass die Eltern gezwungen sind, sie zur Kenntnis zu nehmen: *»Und, ja, so Ende der Sexta, Anfang der Quinta, waren wir in Freiburg im Urlaub, auf dem Zeltplatz. Da ist das meinem Vater so auf den Zeiger gegangen, dass ich nicht reagiere, dass er mich zum Ohrenarzt geschleift hat.«*

Die Ohren wurden durchgeblasen und Christian wurde entlassen mit der Empfehlung, in Kiel einen Ohrenarzt aufzusuchen und die

Rachenmandeln entfernen zu lassen. »*Und dann hab ich tatsächlich im Anschluss an die Mandeloperation drei Wochen super hören können. Daran kann ich mich noch sehr gut erinnern. Ich habe Sachen gehört, die ich früher im Leben nicht wahrgenommen habe.*«

Der Erfolg ist jedoch nur von kurzer Dauer, schon nach drei Wochen verschlechtert sich das Gehör wieder deutlich. Christian bekommt das erste Hörgerät, ein riesiges Taschengerät. Die Anpassung wird in der Uni-Klinik vorgenommen, Aufgabe des Hörgeräteakustikers ist lediglich die Anlieferung des Gerätes. Kurze Zeit später stellt sich heraus, dass das Hörgerät nicht geeignet ist: »*Ich bin mit dem Ding rumgerannt, tolle Sache, überhaupt keine Schwierigkeiten mehr in der Schule gehabt, weil die Leute das alles total witzig fanden. Die Lehrer haben das überhaupt nicht zur Kenntnis genommen. Die Mitschüler fanden das Ding voll geil, es piepste halt, kannst Blödsinn mit machen. Ich bin aber übernervös gewesen, irgendwie nicht ideal. Dann sind wir wieder an der Uniklinik gewesen, der Professor sagte, ›das Gerät ist ja auch viel zu stark‹. Dann hab ich beim Akustiker ein HDO-Gerät bekommen. Und auch erst nur eins.*«

Erst später kommt ein zweites Hörgerät hinzu. In der Schule häufen sich die Schwierigkeiten, Christian muss die Quinta wiederholen.

Die negativen Auswirkungen von Christians Hörschädigung auf seine schulischen Leistungen führen dazu, dass die Eltern gezwungen werden, sich mit diesem Thema zu beschäftigen. Sie ziehen Erkundigungen ein, welche Schule für ihr Kind geeignet sein könnte. »*Die haben also echt überlegt, ob Schwerhörigenschule, Hauptschule, oder so was. Aber die Taubstummenanstalten in Kiel, die wollten mich nicht haben, weil ich noch hören konnte, ich müsste eigentlich nach Schleswig aufs Internat.*« Eine Internatsunterbringung kommt aber für die Eltern nicht in Betracht. Sie überlegen ihrerseits, wie sie ihren Sohn unterstützen können. Technische Hilfen wie z.B. die FM-Anlage gibt es noch nicht bzw. niemand weiß darüber Bescheid.

Es folgt der Umzug nach Flensburg: Wieder eine andere Schule, wieder eine neue Umgebung und neue Mitschüler. Hier muss Christian die Quarta wiederholen, und nach einem halben Jahr in der Tertia beschließt er, zur Realschule zu wechseln, die er nach der zehnten Klasse erfolgreich abschließt. Christian möchte gerne eine Lehre zum Radio- und Fernsehtechniker machen, ein sehr begehrter Beruf für junge Leute mit technischem Interesse. Beim Arbeitsamt erntet er nur ein Kopfschütteln: Für diesen Beruf ist gutes Hören von größter Bedeutung. Christian bekommt nur Absagen auf seine Bewerbungen, die er allerdings nicht auf die Hörschädigung zurückführt. Überhaupt wird das schlechte Hören nicht bewusst bzw. nicht im Kontext mit den alltäglichen Schwierigkeiten wahrgenommen: »*Hörgeräte hat man ja heute drinnen im Kopf und fertig.*«

Nach Abschluss der Realschule zieht die Familie in die Nähe von Neumünster. Christian absolviert einen Eignungstest beim Arbeitsamt. »*Und da fiel eigentlich das erste Mal so richtig auf, dass ich mit dem Hören nicht klarkomme und dass die Leute mit mir nicht klarkommen.*«

Christian findet eine Lehrstelle zum Büromaschinenmechaniker. Er blüht auf: Die Hörschädigung ist am Ausbildungsplatz kein Problem, er kann noch telefonieren. Er fühlt sich wohl im Kreis der Kollegen, und was richtig Spaß macht, ist die Berufsschule. »*Richtig mit Lust zur Schule gegangen, das ist erst in der Berufsausbildung gewesen. Da haste endlich mal gewusst, wofür du lernst. Das war eine ganz andere Ebene. Das hat gut geklappt.*«

Natürlich kommt es hin und wieder vor, dass Christian die Kunden nicht versteht und nachfragen muss. Der Mode entsprechend trägt

122

Christian langes Haar. In diesem Zusammenhang erinnert er sich an eine lustige Begebenheit: »*Da sagt der Typ zu dir, wenn Sie Ihre Haare kürzer machen würden, dann würden Sie mich auch besser verstehen. Und dann hab ich die Haare hochgenommen und gesagt, wenn dies da* [die Hörgeräte, Anm. MB] *nicht drin wär', dann würden die Haare auch nicht mehr viel helfen. Peinlich! Also der Kunde war ruhig.*«

Mit einer guten Portion Galgenhumor kommt Christian im Kundenkontakt über die Runden: »*Ich sitze beim Kunden, typisches kleines Büro, hier um die Ecke, Schreibmaschine und dann hier drüben gleich der Schreibtisch. Und du arbeitest an der Schreibmaschine, Kopf nach vorne. Plötzlich haut dir von hinten einer auf die Schulter und fragt: ›Schwerhörig oder was?‹ Und ich sagte dann: Ja!*«

Christian ist ein schüchterner junger Mann. Natürlich möchte er Mädchen kennen lernen, aber er traut sich nicht. In Diskotheken geht er nicht gerne, weil die laute Musik das Verstehen noch zusätzlich erschwert. Allerdings ist ihm dieser Zusammenhang nicht direkt bewusst, er findet Diskotheken einfach nur unangenehm. Im Laufe der Zeit lernt Christian neue Leute kennen. In Neumünster ist er in seiner Clique der Erste, der ein eigenes Auto hat. So kommt ihm die Rolle des Fahrers zu, wenn die jungen Leute gemeinsam unterwegs sind. Aus heutiger Sicht wurde er da ganz schön ausgenutzt, aber damals empfand er das nicht so.

Mit dem Hören geht es immer weiter bergab, mehrfach bekommt Christian neue Hörgeräte. 1976 reichen »normale« Hörgeräte nicht mehr aus, es kommt ständig zu Rückkopplungen.
Christian erhält eine Hörbrille mit BI-CROS-Versorgung.

1979 kommt es zu ersten Kontakten mit anderen Hörgeschädigten. Er wird in Neumünster von seiner Akustikerin angesprochen. Sie plant, einen Schwerhörigenverein zu gründen und sucht Leute, die bereit sind, ein Vorstandsamt zu übernehmen. Christian stimmt zu und wird zum Kassenwart gewählt. Da die Mitglieder des Vereins überwiegend im Seniorenalter sind und er sich in diesem Kreis nicht so richtig wohl fühlt, strebt Christian die Gründung eines Jugendvereins an. Dies scheitert zunächst an der Notwendigkeit, einen Jugendgruppenleiterschein vorzuweisen. Diesen erwirbt er dann im Jugendhaus Neumünster, wo er andere engagierte Jugendliche kennen lernt. Mit ihnen zusammen wird Christian dann in der Jugendarbeit aktiv, allerdings mit hörenden Jugendlichen, denn die Suche nach schwerhörigen jungen Leuten im Raum Neumünster ist vergeblich. Bis zu seinem Umzug nach Heidelberg im Jahr 1983 behält er das Amt des Kassenwartes im Schwerhörigenverein Neumünster.

Noch in Neumünster verschlechtert sich das Gehör weiter, so langsam kommt es zu spürbaren Schwierigkeiten im Beruf: »*Und dann hab ich auch langsam Probleme bei der Arbeit gehabt. Kunde kommt an, Kopiergerät quietscht, ich stehe davor und höre nichts. Wann quietscht der denn? Ich kann eben nicht mehr richtig orten und das Ding nicht reparieren.*«

Zu dieser Zeit kommen die ersten elektronischen Schreibmaschinen auf den Markt, Maschinen mit kleinem Bildschirm, auf denen mit Textbausteinen gearbeitet wird. Christian ist an Fortbildung interessiert und so erwirbt er Anfang 1981 auf eigene Kosten in einem dreimonatigen Kurs in Oldenburg die Elektronikpässe 1 bis 3. Er hat sehr große Mühe, die Lehrer zu verstehen und sucht Rat bei seiner Akustikerin, die ihm eine FM-Anlage empfiehlt.

Da sich das Arbeitsamt auf Anfrage für die Kostenübernahme nicht zuständig erklärt, stellt Christian einen entsprechenden Antrag beim Sozialamt, das ohne Probleme dieses Hilfsmittel finanziert.

Christian interessiert sich sehr für Elektronik und Computer, daher nimmt er gerne das Angebot seines Arbeitgebers zur Teilnahme an einem Computerprogrammierkurs an. Einen PC hat er bereits 1980 von seiner Firma relativ günstig erwerben können. Dies ist sein Einstieg in die elektronische Datenverarbeitung und markiert seine berufliche Wende. Zur gleichen Zeit erfährt Christian von seinem HNO-Arzt, dass seine Hörschädigung über kurz oder lang zur Ertaubung führen wird. Mit der Empfehlung für eine berufliche Neuorientierung verlässt Christian die Arztpraxis und wendet sich an das Arbeitsamt. Er wird zu einem einwöchigen Berufsfindungskurs nach Heidelberg in die Stiftung für Rehabilitation geschickt. Im Anschluss daran beginnt er dort die Umschulung zum »Betriebswirt EDV«, ein Berufsbild, dass unterhalb des Diplom-Informatikers und oberhalb des Datenverarbeitungskaufmanns angesiedelt ist. Heute ist es unter der Bezeichnung »staatlich geprüfter Wirtschaftsinformatiker« bekannt.

In dieser Umschulungsstätte werden Menschen mit unterschiedlichen Behinderungen gemeinsam unterrichtet. Da sind Rollstuhlfahrer, Leute mit Lungenkrankheiten, Gehörlose usw., aber Christian ist der einzige Schwerhörige. In den Klassen sind ca. 30 Teilnehmer, und Christian hat trotz FM-Anlage große Probleme, die Lehrer und Mitschüler während des Unterrichts akustisch zu verstehen. Doch die Ausbildungsinhalte machen ihm Spaß und er hält durch.

Christian unterhält seine privaten Bindungen weiterhin in seiner alten Heimat, einen endgültigen Umzug nach Süddeutschland kann er sich nicht vorstellen. Er plant, nach Abschluss der Umschulung zurück in den Norden zu gehen und dort eine Arbeitsstelle zu suchen. In Heidelberg beschränken sich die Kontakte auf das schulische Umfeld.

Christian beendet die Umschulung mit Erfolg und macht sich auf die Suche nach einer entsprechenden Stelle in Norddeutschland. Dort ist seine neue Berufsbezeichnung gar nicht bekannt und es werden ihm lediglich Stellen als Datenverarbeitungskaufmann angeboten, was ihm nicht behagt. Also nimmt er ein Angebot des Dienstleistungszentrums seines Ausbildungsinstituts an, *»wo alle möglichen Schwerbehinderten Software programmiert haben. Und zwar haben wir als größtes Projekt für Küchenhersteller grafische Küchenplanungssysteme geschrieben. Erst mal auf Apple, für die Firma Bosch, und ich kam da rein, weil sie ja eine neue Gruppe machen wollten für Miele, und zwar auf den damals gerade neu herauskommenden IBM-PCs. Eine ganz neue Rechnerklasse und ein ganz neues Betriebssystem! Damals kam erst DOS mit dem Windows-Aufsatz. Und da wurde sowieso eine ganz neue Gruppe zusammengewürfelt. So kam ich in eine Gruppe rein mit einem querschnittsgelähmten Rollstuhlfahrer, mit einem Rollstuhlfahrer, der Multiple Sklerose hatte, mit einem stark Sehgeschädigten und jemandem mit kaputten Nieren. Und ich war in der Gruppe auch wieder der einzige Hörgeschädigte. Interessant war halt das Konzept der Firma. Alle Behinderungen zusammen und der eine gleicht das Defizit des anderen aus. D.h. wo ich nicht telefonieren kann, da ruft ein anderer für mich an, der kann vielleicht nicht so gucken, da guck ich halt für ihn.«*

Diese Tätigkeit stellt Christian vor ebenso große wie interessante Herausforderungen.

»Das hat mir da in der Firma schon den totalen Push gegeben. Da bin ich in Bereiche aufgestiegen, die ich unter normalen Bedingungen am Markt nie bekommen hätte. Niemals! Und da hab ich den Einstieg in eine Programmierung bekommen, die heute immer noch interessant ist und gebraucht wird. Das, was die heute hier am Markt benutzen, das hab ich halt von der Pike auf, von null.«

Zu Beginn der Ausbildung kommt es quasi gezwungenermaßen zu neuen und dauerhaften Kontakten mit anderen Schwerhörigen. Voraussetzung für die Teilnahme an der Umschulung ist der Besuch eines Absehkurses. Christian, der nicht weiß, was ein Absehkurs bedeutet, fährt ins Reha-Zentrum für Hörgeschädigte, Rendsburg, wo zu der Zeit die erste Rehabilitationsmaßnahme für Hörgeschädigte anläuft. Hier lernt er den damaligen Leiter des Reha-Zentrums, Uli Hase[30], kennen.

»Und dann habe ich nach der Reha so die eine oder andere Nachsorge, eine Jahresnachsorge war das ja damals in Rendsburg, mitgemacht. Immer wieder neue Leute kennen gelernt, und dann wurde ja die Arbeitsgemeinschaft der Selbsthilfegruppen gegründet. Und da war ich 1987 dabei, wie das in Düsseldorf gestartet wurde. Seitdem war ich eigentlich immer bei der Arbeitsgemeinschaft dabei gewesen, im harten Kern. Und hab dann zusammen mit Uli Hase und noch ein paar anderen den Förderverband gegründet, da war ich bis 1997 Finanzrat.«

Ein anderer Reha-Teilnehmer beginnt gleichzeitig mit Christian eine Ausbildung in Heidelberg. So kommt es, dass er Hörgeschädigte aus anderen Kursen im Institut kennen lernt, mit denen er das Eine oder Andere unternimmt und gemeinsame Feste feiert. Alle zwei Wochen fährt er nach Hause in den Norden und so ergeben sich Fahrgemeinschaften aus dem Kreis der Hörgeschädigten in Heidelberg.

Nach Ende der Ausbildung organisiert Christian gemeinsam mit anderen Hörgeschädigten des Ausbildungsinstituts dort einen Gebärdenkurs, der auch von Dozenten und Dozentinnen besucht wird. Da eine der Dozentinnen große Schwierigkeiten mit dem Fingeralphabet hat, nimmt sich Christian ihrer an und führt ihre Finger. Auf einer Party der Hörgeschädigtengruppe trifft er diese Dozentin wieder. Christian findet sie ganz nett und möchte sich mit ihr unterhalten, aber die Frau reagiert abweisend – schließlich ist sie ja Dozentin und die anderen Gäste außer Christian sind Umschüler. Dennoch, Christian geht die Frau nicht aus dem Sinn, schließlich besuchen sie ja gemeinsam den

---

30 Dr. Ulrich Hase, Erziehungswissenschaftler, Leiter des Reha-Zentrums für Hörgeschädigte, Rendsburg 1983–1997.

Gebärdenkurs. Endlich, im April 1986 funkt es zwischen den beiden. Im Dezember desselben Jahres ziehen sie zusammen und zwei Jahre später findet die Hochzeit statt und im darauf folgenden Jahr wird eine Tochter geboren. Die junge Familie zieht nach Heilbronn, dem Heimatort der Frau. Hier lebt die ganze Familie in nächster Nachbarschaft – eine Situation, die für Christian völlig neu ist. Dieses enge Miteinander erlebt Christian sehr positiv, spürt aber auch deutlich die Einschränkungen in der Kommunikation, die sich zunehmend durch die gravierende Hörverschlechterung ergeben. Gemeinsam werden Möglichkeiten der Abhilfe diskutiert und so beschließt die Familie, Gebärden zu erlernen. Ein Jahr lang werden jeden Dienstag Gebärden geübt. Es gibt auch Familienmitglieder, die mit den Gebärden nicht so gut klarkommen, aber sie sind bereit, Gesagtes so oft zu wiederholen, bis Christian verstanden hat. Christian fühlt sich gut aufgenommen in der Familie, die Verständigung klappt relativ gut.

Probleme gibt es dafür am Arbeitsplatz. Die Finanzlage ist schwierig und Christian gilt – im Vergleich zu den blinden und querschnittsgelähmten Kollegen – als nicht so schwer behindert. Er verliert seinen Job. Seine Bewerbungsschreiben zeigen Erfolg, er wird zu Vorstellungsgesprächen eingeladen, wo er dann immer wieder hört, dass man nicht bereit ist, ihn mit dieser Behinderung einzustellen. Natürlich wird das nicht so offen gesagt, aber es wird deutlich.

Aufgrund eines Inserats in einer Fachzeitschrift findet Christian eine Stelle in einem Beratungsunternehmen in Ballstein. Angenommen wird er offenbar vor allem deshalb, weil der Arbeitgeber für ihn öffentliche Fördermittel erhält, befristet auf zwei Jahre.

»Ich bin dann von der Programmierebene abgestiegen, von Windows wieder auf normale DOS-Programmierung, aber das war von der Thematik her bestimmt nicht schlecht für einen Betriebswirt, es ging nämlich um

Finanzen und um Controlling. Und dann habe ich ein Controlling-System entwickelt. Ich hab die Softwareentwicklung gemacht. Das ging zweieinhalb Jahre. Und dann ging die Förderung zu Ende, und dann konnte die Firma mich leider nicht mehr halten.«

Nun ist Christian wieder arbeitslos und sucht die Schwerbehindertenberatung des Arbeitsamtes auf. Die Sachbearbeiterin signalisiert, dass sie keine Chance für ihn sieht, behauptet, es gäbe keine passenden Arbeitsstellen. Christian wird selbst aktiv, schaut in den Computer des Arbeitsamtes und findet passende Stellen. Gegen den Widerstand der Sachbearbeiterin schreibt er die Adressen der Arbeitgeber auf und bewirbt sich. Christian hat Glück: *»Ich bin noch nie so schnell eingestellt worden. Hörschädigung war überhaupt kein Thema. Qualifikation überhaupt kein Thema im Bewerbungsgespräch. Und dann hab ich den Vertrag unterschrieben, bin beim Geschäftsführer gewesen, der hat mich ein paar Sachen gefragt, das hat akustisch prima geklappt – zufällig. Dann hat er unterschrieben, dann mussten wir auch noch zum Personalleiter. Den Typ hab ich überhaupt nicht verstanden. Der hat trotzdem seinen Otto unter den Vertrag gesetzt. Und so bin ich eigentlich nur einen Tag arbeitslos gewesen. Damit das Arbeitsamt auch diesen Arbeitsplatz fördern konnte.«*

Die Situation im neuen Job ist ambivalent: Christian muss Aufgaben erledigen, die unter seinem Ausbildungsniveau liegen, aber er kommt gut mit den Kollegen zurecht, wird gut bezahlt und der Anfahrtsweg ist kurz. Es stellt sich heraus, dass auch andere Kollegen hörgeschädigt sind, die einen tragen Hörgeräte, die anderen nicht. Christian muss dann sogar für einen Kollegen die Telefonate übernehmen, was zunehmend schwieriger wird. E-Mail gibt es noch nicht, aber Christian findet andere Möglichkeiten: *»Wir haben ein Netzwerk gehabt, Vernetzung von Rechnern. Und da gab's aber in Windows so ein schönes Chatprogramm damals, Netmeeting. Und das hab ich mit meinem Chef* *und meinen Kollegen im Personalbüro eingeführt. Die saßen ganz vorne in der Verwaltung, und ich saß ganz hinten am anderen Ende hinter der Fertigung. Ich habe dann halt über dieses Netmeeting mit den Leuten kommuniziert, statt zu telefonieren.«*

Christian fühlt sich immer weniger wohl mit den Hörgeräten, er gesteht sich ein, taub zu sein und sucht nach Alternativen. Er besucht verschiedene Absehkurse, die ihm jedoch keine Verbesserung bringen, da er nach wie vor auf das Hören fixiert ist, obwohl das akustische Input nur noch als Lärm wahrgenommen wird. Zusätzlich erschwert die starke Sehbehinderung das Absehen vom Mund.

In diese Zeit fallen Christians Aktivitäten im Förderverband. Er kennt viele Betroffene, die inzwischen bereits CI-Träger sind. Fast jedes zweite Wochenende ist Christian zu Seminaren und ähnlichen Veranstaltungen unterwegs. Er möchte die Hörgeräte am liebsten weglegen, weiß aber, dass derzeit ein CI nur für vollständig Ertaubte in Frage kommt. Trotz seiner geringen Hörreste hat er noch 20 % Sprachverständnis, zu viel für ein CI, zu wenig, um im Alltag gut zurechtzukommen.

Im Frühjahr 1998 findet in Thüringen ein Seminar zum Thema »CI für an Taubheit Schwerhörige« statt. Christian fährt hin und lernt dort Prof. Lenarz[31] kennen. Christian meldet sich für die Voruntersuchung in der MHH an, die im Dezember 1998 durchgeführt wird. Christian kennt Dr. Neuburger[32] schon über den Stuttgarter Schwerhörigenverein. Im Rahmen der Voruntersuchung ist er der ärztliche Ansprechpartner.

»Und dann ging's halt darum, welches Gerät (…). Und ich habe dann mit Jürgen Neuburger ein langes Gespräch gehabt. Richtig toll, eine ganze

---

31 Prof. Dr. Thomas Lenarz, Direktor der HNO-Klinik der MHH.
32 Dr. med. Jürgen Neuburger, Arzt in der HNO-Klinik der MHH.

Menge gehört, was geht und so, was der Unterschied zwischen den Typen ist, und habe selber ziemlich viel gelesen. Und hab mir eigentlich gesagt, es kommt nur Advanced Bionics in Frage. Der Knackpunkt war also ganz klar: Advanced Bionics hat das einzige Implantat, in dem du jede einzelne Elektrode einzeln ansprechen kannst, damals schon. Alle anderen senden nur segmentiell, alle anderen hatten irgendwelche Vorgaben. Hier las sich das so, dass du wirklich programmtechnisch von außen am allermeisten machen kannst. Und ich selber als Programmierer sag' dann einfach, wenn ich da eine Schnittstelle hab, die mir alle Möglichkeiten lässt, wo ich nicht so schnell wieder rein muss, ich von außen alles verändern kann, das kann nur gut sein. Und dann haben wir, Jürgen Neuburger und ich, noch über das Headset gesprochen, dass ich halt irgendwie telefonieren muss, und da mit dem Knopf dauernd rein, das kann ich mir nicht vorstellen, da muss die Telefonspule her oder was. Und dann hat der halt vom ›Hannover-Headpiece‹ erzählt. Und dass das aber nur für die magnetfreien CI ist. Ein schönes langes Gespräch gehabt.«

So entscheidet sich Christian für ein magnetfreies CI von Advanced Bionics und für das ›Hannover-Headpiece‹.

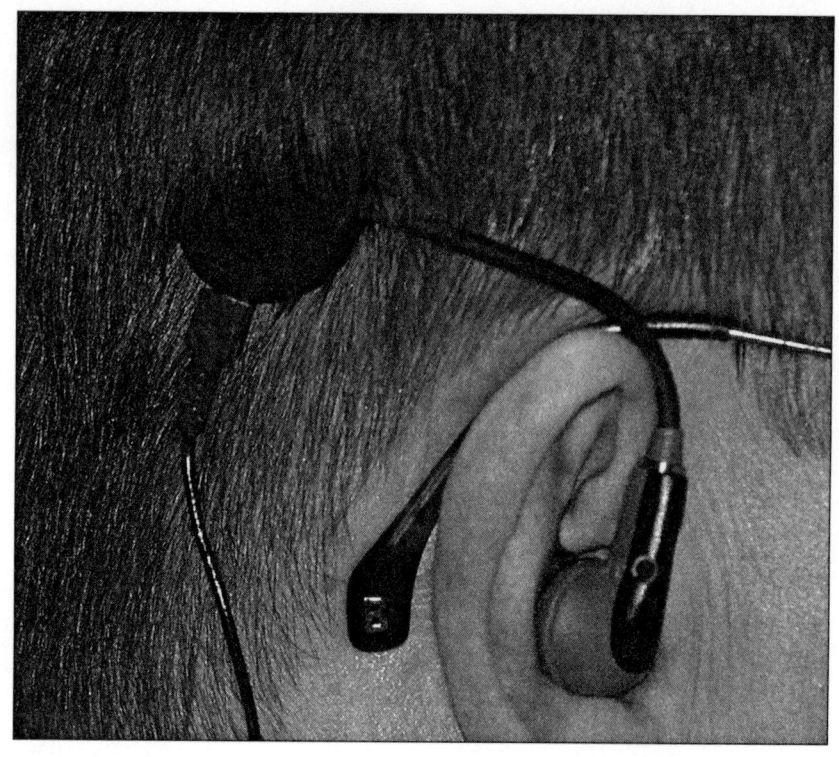

Hannover Headpiece magnetfrei © P. Strobel, Photodesign

Offensichtlich wird im Rahmen der Voruntersuchung diese Entscheidung nicht dokumentiert, denn als Christian Mitte April zur OP in die Klinik kommt, fragt ihn Frau Dr. Lesinski-Schiedat[33], für welches Implantat er sich entschieden hat. Christian bleibt bei seiner Entscheidung. Die OP soll am Freitag, dem 18. April stattfinden. Wie vor derartigen Eingriffen üblich, bekommt Christian am Vorabend eine Beruhigungstablette und morgens kein Frühstück. Gegen Mittag wird er unruhig und fragt eine Krankenschwester, wann er denn endlich in

---

33 Dr. med. Anke Lesinski-Schiedat, zu dem Zeitpunkt Oberärztin in der HNO-Klinik der MHH.

den OP komme. Es stellt sich heraus, dass wegen Verzögerungen im OP eine Verschiebung auf Montag erforderlich geworden ist. Christian beschließt, das Wochenende außerhalb zu verbringen, von den Ärzten erhält er die Erlaubnis, bis Sonntagabend wegzubleiben. Nach seiner Rückkehr erfolgt ein chaotisch verlaufendes Gespräch mit der Anästhesistin: Christian soll explizit unterschreiben, dass das Implantat von Advanced Bionics gewünscht wird. Den Grund dafür kann er nicht nachvollziehen, zumal er bereits eine Einverständniserklärung und den »Aufklärungszettel« unterschrieben hatte. Jedenfalls versäumt er darauf hinzuweisen, dass er das magnetfreie Implantat wünscht, zumal er davon ausgeht, dass dieser Wunsch dokumentiert wurde.

Montagfrüh um acht wird Christian in den OP gebracht. Er übersteht den Eingriff gut und macht sich nachmittags allein auf den Weg zur Toilette, was bei den Schwestern für Aufregung sorgt, eine Aufregung, deren Grund Christian mangels akustischer Verständigung nicht nachvollziehen kann. Erst nachdem er sein Hörgerät aufgesetzt hat, wird im klar, dass es sein »Alleingang« war, der für Aufregung gesorgt hatte. Christian bleibt, wie damals üblich, zwei Wochen in der Klinik und wartet dann vier weitere Wochen auf die Erstanpassung.

Als die Audiologin ihm bei der Erstanpassung ein schwarzes und ein braunes Headpiece zur Auswahl stellt, erklärt Christian, dass er ein magnetfreies Implantat habe und folglich das ›Hannover-Headpiece‹ bekäme. Erst jetzt stellt sich heraus, dass Christians Wunsch nach einem magnetfreien Implantat im Vorfeld der OP offensichtlich »untergegangen« ist, denn in seinem Kopf befindet sich ein Magnet! *»Heute ist mir das egal, heute bin ich froh, dass ich einen Magneten drin hab. Weil, wenn ich heute mit dem Ding eine Druckstelle habe, dann hole ich halt mein Original-Headpiece raus, klappe das hinten auf den Kopf und Ruhe, aus. Ich hab mit dem Magneten keine Schwierigkeiten.«*

Zu Beginn zeigen sich Probleme mit dem Magneten: die Haftung ist unzureichend. Daher erhält Christian das Hannover-Headpiece zusätzlich und profitiert von den entsprechenden Vorteilen, nämlich der Platzierung des Mikrophons in der Ohrmuschel **und** der Induktionsspule.

Bei der Erstanpassung wird die CIS-Strategie programmiert, ein grausamer Klang, findet Christian: »*Das war nur Gepiepse, das war so grausam. Da bin ich bei Frau Rost[34] beim ersten Test gewesen und da hat sie dann auf Musikinstrumenten gespielt, bing, Triangel, oh Wahnsinn, toll. Das war das erste vernünftige Erlebnis. Dann haben wir halt ein bisschen Unterscheidungen gemacht und das lief auch gut. Und so, im Zweiergespräch, ja, es geht irgendwie, ich dachte, ich kann das Hörgerät endlich mal draußen lassen. Aber es war schon grausam! Dann bin ich wieder auf die Station gegangen und habe mich mit Leuten unterhalten und ich denk, ich werd nicht wieder!*« Zurück auf der Station, befasst sich Christian mit dem Zubehörkoffer und studiert genau die Gebrauchsanweisung. Als Techniker liegt ihm nichts näher, als sämtliche Schalter und Knöpfe auszuprobieren, und so gerät er quasi zufällig in die SAS-Programmierung. Welch ein Unterschied! Am nächsten Tag bittet er bei der SP-Einstellung, die SAS-Programmierung zu übernehmen und CIS zu entfernen. Einen Tag später telefoniert Christian problemlos mit seiner Frau. Eindeutig ist die SAS-Strategie für ihn die beste.

Gleich nach dem stationären Aufenthalt nach der OP geht Christian wieder arbeiten, eine Pause möchte er nicht. Die Kollegen sind beeindruckt von der großen Narbe und scheinen besser nachvollziehen zu können, was es bedeutet, nicht zu hören.

Richtig beeindruckt sind die Kollegen, als Christian nach der Erstanpassung wieder zum Dienst erscheint. »*Und jetzt hast du plötzlich deinen Sprachprozessor dabei, hängst dich ans Telefon und rufst die Leute*

---

34 Urte Rost, Dipl. Pädagogin in der HNO-Klinik der MHH.

an. Die Kollegen stellen fest: ›Der kommt nicht mehr zu Besuch, der ruft jetzt an. Ja, Hartmann, muss ich jetzt lauter reden?‹ Ich sag: ›Komm, schwätz mal ganz normal weiter, das geht schon.‹ Man hat deutlich gemerkt, dass einige da ganz schön vom Hocker gefallen sind, was jetzt geht. Und dadurch hab ich eine Anpassungsphase gehabt, die in meinen Augen auch heute noch das Optimalste ist, was du kriegen kannst.«

Auch im Privatleben verspürt Christian schon bald einen riesigen Benefit durch das CI. So gelingt es ihm z.B. nun mühelos, Talkshows im Fernsehen zu verfolgen.

Inzwischen liegt die Versorgung mit dem CI gut sieben Jahre zurück. Befragt nach den Auswirkungen im Alltag meint Christian: *»Ja, das ist ja schon ein Quantensprung. Du gehst heute wesentlich lockerer mit der Welt um. Wesentlich lockerer! Also es geht heute eigentlich mehr so in diese Richtung wie damals, als ich 18 war, viel mehr Kontakte zu Hörenden als zu Hörgeschädigten.«*

Christian ist immer noch in der Hörbehindertenszene aktiv, berufliche Anforderungen zwingen ihn allerdings, dieses Engagement zu reduzieren. In der heutigen Arbeitsmarktsituation ist es für Menschen mit Behinderung schwierig, sich zu behaupten. Ständige Weiterbildung und beruflicher Einsatz sind erforderlich, so dass wenig Zeit für aufwändige Vereinsarbeit bleibt. Firmeninterne Umstrukturierungen lösen immer neue Ängste aus, sowohl bezüglich der Arbeitsinhalte als auch hinsichtlich der Frage, ob er seinen Arbeitsplatz behalten kann. Die damit einhergehenden Herausforderungen kosten viel Energie.

Christian spürt inzwischen die Nachteile, die das einseitige Hören mit sich bringt: Richtungshören ist nicht gegeben und das Verstehen im Störgeräusch ist nur eingeschränkt möglich. Daher bemüht er sich nun um eine CI-Versorgung auch auf dem anderen Ohr.

»Ich war in Würzburg auf einer Vorstellung zum Thema bilaterale Versorgung. Da waren ein paar Leute dabei mit zwei CIs. Und die setzten sich neben mich in die Kneipe, wir unterhalten uns, und die verstehen fantastisch. Da war ich dann das erste Mal baff, habe gesagt, das kann doch nicht sein, dass das so viel ausmacht. Und hab dann mittlerweile andere Leute erlebt und weiß halt, eigentlich ähnlich wie 97/98, wo ich gesehen hab, wie die Leute mit einem CI hören, da kriegst du jetzt das Aha-Erlebnis mit dem zweiten. Und hast halt jetzt auch den Anspruch. Muss mehr rauszuholen sein, um noch besser zu verstehen. Und deswegen jetzt die Geschichte, hinterher zu sein, ein zweites CI.«

10. Ingeborg: Mit dem CI ist mein Leben viel bunter geworden

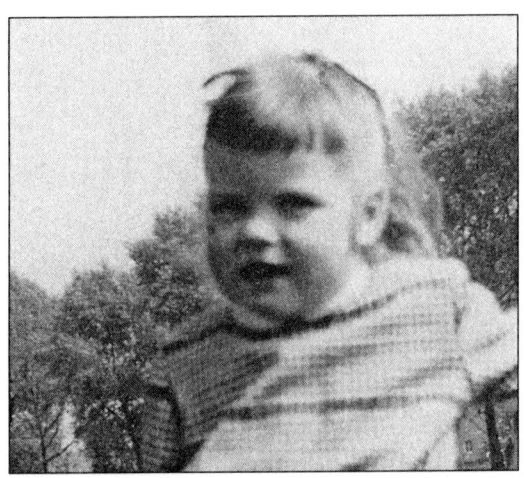

Ingeborg als Kleinkind, Foto: privat, bearbeitet von P. Strobel, Photodesign

Ingeborg wurde im Jahre 1952 in Sachsen als erstes Kind eines See-
manns geboren. Die Mutter ist Hausfrau und viel mit dem Kind allein.
Knapp zwei Jahre später flieht die Familie in den Westen und bezieht
nach einer kurzen Zeit im Flüchtlingslager eine kleine Wohnung. Ein
Bruder wird geboren, der aber schon im Säuglingsalter stirbt. Die
Erinnerung an den Tod des Bruders lässt Ingeborg nicht mehr los:
Mutter und Großvater sind mit ihr in die Leichenhalle gegangen,
wo der Großvater dem toten Baby einen Blumenstrauß in die Hand
drückte. Ein völlig unverständlicher Vorgang für das kleine Mädchen.
Fassungslos erlebt sie, wie die Familie die Leichenhalle verlässt und den
Bruder allein – in einer vermeintlichen Apfelsinenkiste – zurücklässt.
Die Mutter ist zu diesem Zeitpunkt wieder schwanger, aber die Ge-
burt der vier Jahre jüngeren Schwester hinterlässt bei Ingeborg keinen
bleibenden Eindruck.

Ingeborg ist ein sehr schüchternes und braves Kind, das sich nicht traut, gegen den strengen Vater aufzumucken. Bei der Einschulungsuntersuchung ist sie nicht in der Lage, die Fragen der Ärztin zu beantworten. Am ersten Schultag werden alle Kinder namentlich aufgerufen, nur Ingeborg traut sich nicht, die Hand zu heben, um sich zu melden. »*Ich wollte es ja, aber es war, als wenn ich gelähmt wäre. Ich konnte es nicht. Ich konnte nicht über meinen Schatten springen.*« Für ihre Folgsamkeit gibt es immer gute Noten in Betragen und für den häuslichen Fleiß, aber die Schüchternheit hindert sie über Jahre hinweg an der aktiven Beteiligung am Unterricht, so dass sie trotz ihres Fleißes und Wissens kaum gute Zensuren erhält.

Als Ingeborg acht Jahre alt ist, zieht die Familie in das Haus des verstorbenen Großvaters. Das Haus ist renovierungsbedürftig und verfügt noch nicht über eine Innentoilette. Das kalte und düstere Plumpsklo ist Ingeborg ein Graus, während es auf die kleine Schwester eine gewisse Faszination ausübt. Ingeborg meidet den Gang zur Toilette und handelt sich damit eine chronische Verstopfung ein. Natürlich hat niemand in der Familie Verständnis dafür.

Während der ganzen Schulzeit bleibt Ingeborg das schüchterne Mädchen, dem es schwerfällt, auf andere Kinder zuzugehen, obwohl sie sich Freundinnen und Spielkameradinnen wünscht.

»Ich traute mich nie, ich war immer so ein bisschen außen vor, also ein relativ einsames Kind.«

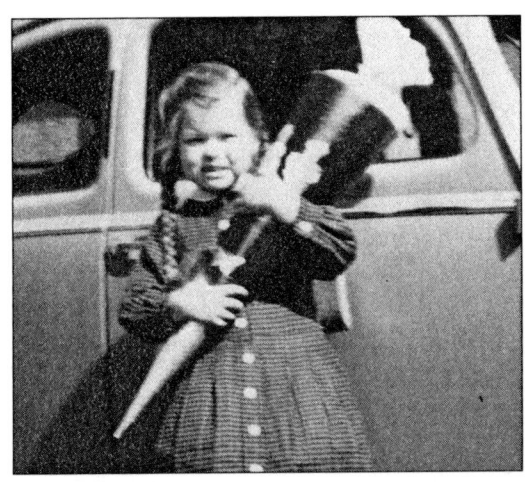

Ingeborgs erster Schultag, Foto: privat, bearbeitet von P. Strobel, Photodesign

Nach Abschluss der Schule besucht Ingeborg eine Fachschule für Kinderpflegerinnen. Hier wird eine Lehrerin auf Ingeborgs Schüchternheit aufmerksam und ermutigt sie, von sich aus den Kontakt mit den Mitschülerinnen zu suchen. Ingeborg erfährt, dass sie nicht von den anderen abgelehnt wird, sondern dass ihre Schüchternheit wie eine Barriere zwischen sich und den Klassenkameradinnen wirkt. Endlich traut sie sich und überwindet ihre Hemmungen. Zwar ist sie immer noch eher zurückhaltend, findet aber ihren Platz im Klassenverband.

Die Ausbildung schließt sie mit guten Noten ab und arbeitet zunächst als Kinderpflegerin in verschiedenen Familien. Anschließend findet sie eine Stelle als Gruppenleiterin in einer Tagesstätte für geistig behinderte Kinder, eine Tätigkeit, die ihr sehr viel Freude bereitet.

Sie heiratet und bekommt bald darauf ihr erstes Kind, so dass sie ihre Berufstätigkeit aufgibt.
Kurz nach der Entbindung stellt sie fest, dass sie nicht mehr so gut hören kann und sucht einen HNO-Arzt auf. Sie reagiert zunächst

erleichtert, als er ihr sagt, dass der Hörverlust nur minimal und sie für Hörgeräte noch zu jung sei. Dennoch stört es sie, dass sie nicht mehr so gut hört, und ein Jahr später kommt es bei einer Reise zusammen mit anderen jungen Leuten zu einem frustrierenden Erlebnis. *»Wir saßen abends gemütlich beisammen, wie es üblich ist, es wurde getrunken, es wurden Witze erzählt, und ich hab nichts verstanden von den Witzen bzw. hab falsch geantwortet. Und alle haben fürchterlich gelacht, ja, die fanden das so witzig! Nur ich nicht! Also da war ich auch ein bisschen beleidigt, gebe ich ehrlich zu, ich war betroffen. Natürlich hat auch keiner erklärt, worüber gelacht wurde. Ja, und das ging natürlich öfter so. Erst hast du mitgelacht, so getan als ob, und irgendwann ging bestimmt mein Gesicht nach unten, ich hab mich wirklich nicht mehr amüsiert dabei.«*

Ingeborg geht erneut zum HNO-Arzt, der nach dem Hörtest nichts anderes sagt als beim ersten Mal auch: »Zu jung für Hörgeräte.« Kurz darauf nimmt sie ihren ganzen Mut zusammen und sucht einen anderen, 30 km entfernt wohnenden HNO-Arzt auf, der ihr sofort ein Hörgerät verordnet und sie motiviert, es zu tragen, mit der Begründung, sie sei doch noch so jung und sollte alles mitkriegen!

Dann wird das zweite Kind geboren. Mit dem Gehör geht es weiter bergab. Inzwischen ist auch das andere Ohr mit einem Hörgerät versorgt. Zwei Jahre später gibt es noch einmal Familienzuwachs.

Noch kann Ingeborg mit den Hörgeräten telefonieren. Auch die Verständigung klappt noch gut. Aber alle fünf Jahre werden neue, stärkere Hörgeräte fällig. Fremde Leute werden nicht mehr angerufen.

Mit der Krebserkrankung der Mutter 1993 beginnt eine Serie von schweren Schicksalsschlägen. Nach zwei Operationen fällt die Mutter ins Wachkoma und wird pflegebedürftig. Aufgrund ihrer Schwerhörigkeit ist Ingeborg nicht in der Lage, die Pflege der Mutter allein zu bewerkstelligen, sie kann z.B. in der Nacht das leise Röcheln nicht hören. Die Schwester nimmt die Mutter zu sich und Ingeborg übernimmt einen Tag pro Woche die Pflege, auch der Vater beteiligt sich. Da sich abzeichnet, dass die Mutter nicht mehr aus dem Koma aufwachen wird, beschließt Ingeborg, mit ihrer Familie in das elterliche Haus zu ziehen. Dieses Haus ist jedoch für die fünfköpfige Familie zu klein, so dass ein Anbau erforderlich wird.

Wegen der Baumaßnahme müssen etliche Formalitäten und Behördengänge erledigt und schließlich Kontakte mit Handwerkern geknüpft werden. Ingeborg ist dazu kaum noch in der Lage. Gleichzeitig verschlechtert sich der Gesundheitszustand der Mutter drastisch. Ingeborg verbringt viele Tage und Nächte am Krankenbett, da sie die Mutter nicht allein sterben lassen möchte.

Im Frühjahr 1995 erleidet Ingeborg mehrere Hörstürze. *»Ich saß vor dem Fernsehgerät, ich konnte immer noch die Nachrichten ohne Untertitel verstehen. Und auf einmal ging der Nachrichtensprecher weg, ich hörte den nicht mehr. Ich hab echt gedacht, mein Hörgerät gibt den Geist auf. Ich gehe zum Akustiker, der sagt: ›Wir gucken, ob das Hörgerät wirklich kaputt ist.‹ Der prüft das Hörgerät, kommt wieder, und sagt: ›Das Hörgerät ist vollkommen in Ordnung, mit Ihrem Ohr ist was passiert.‹ Ich sag: ›Was?‹ Also mir wurde richtig heiß in dem Moment. Dann hat er einen Test gemacht, und sagt: ›Die Hörkurve ist total abgefallen, Sie müssen einen Hörsturz gehabt haben.‹*« Auf Anraten des Akustikers sucht sie erneut den HNO-Arzt auf und lässt sich Infusionen verordnen. Der Arzt rät ihr dringend zu einem stationären Krankenhausaufenthalt, aber Ingeborg lehnt unter Hinweis auf ihre zu versorgenden Kinder und die kranke Mutter ab. Sie entscheidet sich für ambulante Infusionen beim Hausarzt. Es geht ihr körperlich schlecht nach den Infusionen und im Endeffekt bringen sie keinerlei Hörverbesserung. *»Das Ende vom Lied war, die Infusionen haben nichts gebracht, mein Gehör war weg.*

Und wie mir das dann der HNO-Arzt klarmachte, bin ich erst mal in Tränen ausgebrochen! Zu Hause war der Umbau, ich konnte nichts mehr verstehen. Mein Mann hat alles mit den Arbeitern geregelt, der hat das mit meinen Töchtern geregelt, bei mir kam nichts mehr an. Ich saß also wirklich nur noch zu Hause, alles ging an mir vorbei. Ich hab gestrickt ohne Ende, ich musste ja irgendwas zu tun haben. Boah, also das war eine grausame Zeit!«

Ingeborg möchte auch gerne an den Entscheidungen zum Umbau beteiligt sein, sie möchte wissen, wann die Handwerker kommen, aber das meiste geht an ihr vorbei. Wenn sie nachfragt, verschiebt ihr Mann die Erklärung auf später oder sagt, es sei nicht so wichtig.

»*Nur eben, meine Güte, ich wollte das doch auch mitkriegen. Ich wollte auch wissen, für welche Fliesen z.B. sie sich entschieden haben. Oder wollte wissen, wann die Maurer wieder kommen, weil ich für sie auch mitgekocht habe. Das waren dann eben so viele Sachen, die ich gar nicht mitgekriegt hab. Die mein Mann dann z.B. mit unserer Ältesten besprochen hat. Da fühlte ich mich manchmal zurückgestoßen. Ich denke, wieso bespricht der das denn nicht mit mir? Dann muss er das eben aufschreiben oder so. Also da kriegt so eine Ehe dann auch eine Krise in dem Moment. Das ist schwer, dann die Ehe zu erhalten, weil du ja auch immer Frust hast, wenn du das nicht so mitkriegst. Das war für uns beide wirklich eine ganz schwere Zeit. Er brachte auch nicht immer die Geduld auf, eben weil er auch gestresst war. Kann ich ja verstehen auf eine Art. Aber auf eine andere Art hab ich es damals nicht verstanden, sondern fühlte mich zurückgestoßen.*«

Der HNO-Arzt empfiehlt ihr einen Kurs im Mundabsehen. Im Reha-Zentrum für Hörgeschädigte, Rendsburg, bekommt sie nicht so schnell einen Platz, so dass sie zu einem Absehkurs nach Frankfurt fährt. Hier hat sie erstmals Kontakt mit Gleichbetroffenen und erhält auch wichtige Informationen über zusätzliche Hilfsmittel. Eine der

Teilnehmerinnen ist bereits mit CI versorgt. Für Ingeborg ein kleiner Lichtblick, denn sie sieht, dass eventuell Abhilfe möglich ist. Psychisch geht es ihr nun wieder etwas besser.

Zurück zu Hause findet Ingeborg eine Baustelle vor, die Arbeiten sind in vollem Gange. Das Absehen bei ihrem Mann ist sehr schwierig, denn er trägt einen Schnauzer, bei den Töchtern, die sich viel Mühe geben, ist es einfacher. Insgesamt ist die Kommunikationssituation jedoch nur schwer erträglich. Vor allem die Abhängigkeit von anderen, wenn es z.B. um wichtige Anrufe, Terminvereinbarungen usw. geht, ist für Ingeborg schwer zu verkraften. »*Ich musste immer ›bitte, bitte‹ machen, rufst du für mich mal da an, machst du für mich mal da einen Termin aus. Und dann oft die genervten Blicke, oh, das zog mich dann wieder so runter. Ich merkte, ich brauche doch immer noch so viel Hilfe. Gerade bei solchen Sachen. Ja, dann war ich wieder ziemlich unten.*«

Es ist auch sehr problematisch, den anderen genau zu erklären, welche Art Hilfestellung man braucht, z.B. bei Geselligkeiten. Und natürlich weiß der Partner nicht, welche Auswirkungen seine Aussagen bei der ertaubten Frau haben. Auf einem Ausflug mit Nachbarn kam es zu folgender Begebenheit: »*… und einmal haben die alle so herzhaft gelacht, da hab ich dann meinen Mann gefragt, ich sag, hör mal, was hat der denn jetzt gerade eben gesagt. Ich kriegte ja Bruchstücke mit. Mir fehlte ja manchmal nicht viel. Sagt er: ›Ja, erzähl ich dir gleich.‹ Ich sag: ›Toll, gleich erzählst du es auch nicht mehr, dann hast du es eh vergessen.‹ Da war er beleidigt, war sauer, und für mich war der Abend auch gelaufen. Und da hab ich mir geschworen, so was machst du nie wieder mit.*«

Nachdem Ingeborg in Frankfurt die Dame mit dem CI kennen gelernt hat, will sie sich vorerst nicht mit ihrer Situation als Ertaubte abfinden. Ihr ist klar, dass eine Neuorientierung nicht nur sie, sondern die ganze Familie und den ganzen Freundeskreis betreffen würde. Daher sucht sie erneut ihren HNO-Arzt auf und lässt sich eine Überweisung für die MMH ausstellen. Trotz der Aussage des Arztes, ihr Hörnerv sei zerstört und es wäre keine Abhilfe möglich, fährt sie zu einer ersten Untersuchung nach Hannover. Hier erhält sie nicht nur einen Termin für die Voruntersuchung, sondern auch die Information, dass nach Lage der Dinge ein CI wohl möglich sei. Im darauf folgenden Februar wird die Voruntersuchung durchgeführt und ein OP-Termin für den 8. Mai anberaumt. Die Wartezeit war gekennzeichnet von Höhen und Tiefen. Einerseits der Hoffnungsschimmer, andererseits die Sorge um die kranke Mutter und die alltäglichen Kommunikationsprobleme. Aber auch die immer wieder auftretenden Zweifel, ob die CI-OP erfolgreich verlaufen würde, machen ihr zu schaffen.

Am Vorabend der OP fühlt sich Ingeborg wohl, beim Haarerasieren scherzt sie mit der Schwester. Die OP verläuft gut, außer einer dicken Backe und einem geschwollenen Auge gibt es keine Probleme. Zwei Tage später, es ist ihr Geburtstag, wird der Verband abgenommen: *»Ich guck da in den Spiegel rein, boah, war ich entsetzt! Der halbe Schädel kahl! Ich hab mich angeguckt, hab gesagt, oh, was bist du schön. Und dann standen mir schon die Tränen in den Augen und ich ab, wieder ins Zimmer rein. Hab mir ein Kopftuch umgebunden, boah nee, ich war fertig.«*

Überraschend kommt die Tochter zum Geburtstagsbesuch. Ingeborg freut sich zwar, aber wegen ihrer verlorenen Haartracht ist sie untröstlich. Alle Beteuerungen der Tochter, dass die Haare doch bald wieder nachwachsen, sind nutzlos. Am Ende des Klinikaufenthalts entscheidet sich Ingeborg, den Schädel kahl rasieren zu lassen, damit die Haare wenigstens wieder gleichmäßig wachsen. Zwar sind die Fäden schon gezogen, aber so richtig hübsch sieht der kahl geschorene Kopf mit der 1996 noch üblichen großen Narbe nicht aus. Aber Ingeborg wagt sich damit unter die Leute. So fällt es ihr leichter zu erklären, dass sie diesen Eingriff hat vornehmen lassen in der Hoffnung, bald wieder hören zu können.

Schwierig wird es auf der kurz vor der Erstanpassung stattfindenden Hochzeit ihres Patenkindes: *»Und da hab ich dann auch wieder nur dabeigesessen. Ich kriegte nichts mit von der ganzen Unterhaltung, von den Späßchen, von den Reden, die gehalten wurden. Es wurde auch getanzt, na ja, das ging mehr schlecht als recht, weil ich das eben auch nicht mitkriegte, die Musik. Also das ist für mich so eine unangenehme Erinnerung. Das fand ich doch ziemlich schlimm.«*

Kurz nach der OP erfüllt sich Ingeborg einen lang gehegten Wunsch. Im Bekanntenkreis sind Katzenbabys zu vergeben. Den kleinen Kater hatte sie schon vorher ausgesucht, nun darf sie ihn nach Hause holen. Früher, in der Mietwohnung, waren keine Haustiere erlaubt, aber jetzt, im eigenen Heim, kann sie sich ihren Traum erfüllen.

Zur Erstanpassung wird Ingeborg von ihrem Mann und ihrer Freundin begleitet. Die ersten Töne nimmt sie zwar wahr, aber interpretiert sie im engeren Sinne nicht als »hören«. Doch schon bald hört sie ihre eigene Stimme, versteht die Worte des Audiologen. Sie muss weinen, als ihr klar wird, dass sie wieder hören kann. Nach einer Woche kann sie sich wieder gut mit ihrer Freundin unterhalten. Die Freundin stellt gerührt fest, dass sie zum ersten Mal seit zwei Jahren wieder ein Gespräch führen können.

Wieder zu Hause erlebt Ingeborg ein besonderes Glück, als sie das Schnurren und Miauen ihrer kleinen Katze hören kann, sie stellt fest, dass es so viele unterschiedliche Töne dabei gibt. Den alltäglichen Anforderungen wird sie nun besser gerecht, die Kommunikation ist erheblich einfacher geworden. Ingeborg trägt sich mit dem Gedanken, wieder eine Arbeitsstelle zu suchen und absolviert einen Kurs zur Schwesternhelferin.

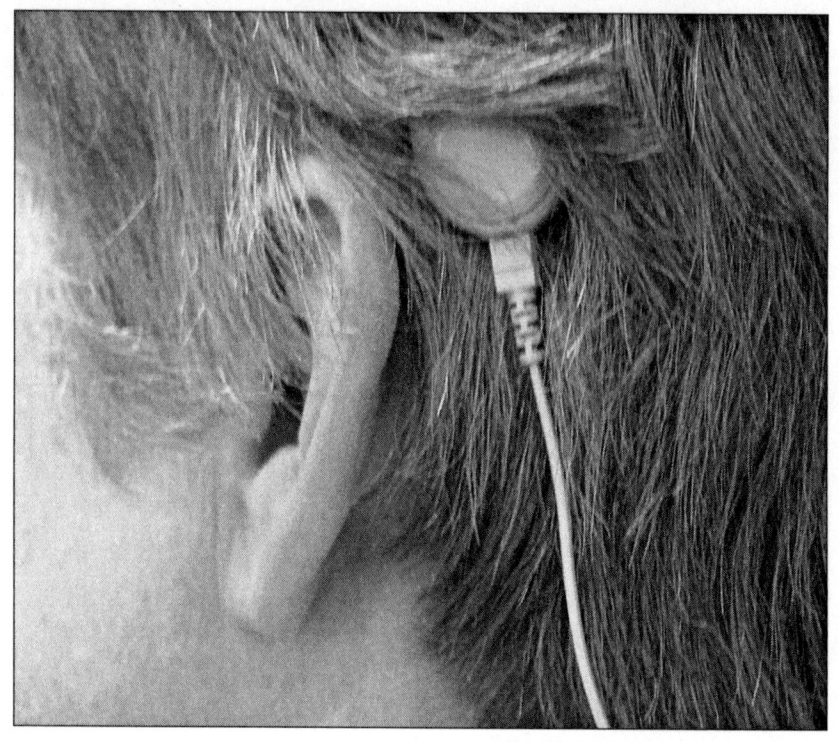

Ingeborg mit CI © P. Strobel, Photodesign

Aber auch die Kinder, vor allem die Töchter, genießen das neue Hören der Mutter: »*Die N. war 16, die E. 18. Also die Mädchen waren in einem Alter, wo sie sehr mitteilsam sind. Und das konnten sie natürlich nicht so ausleben während der Zeit, wo ich nichts gehört habe. Als ich aber dann das CI hatte und sehr schnell sehr gut wieder hören und mich unterhalten konnte, hatten sie wirklich ein großes Nachholbedürfnis. Die haben mich – ich drücke es mal drastisch aus – richtig zugequatscht. So, dass ich froh war, wenn mein Akku mal leer war, ja. Und wenn sie das gemerkt haben, sind sie schnell losgeflitzt und haben mir den neuen Akku geholt, damit ich weiter zuhören konnte. Aber andererseits, heute bin ich froh, dass ich den Mädchen so zuhören konnte. Ich glaube, für sie wäre es schrecklich, wenn ich jetzt auf einmal nicht mehr zuhören könnte.«*

1997 verstirbt die Schwiegermutter. Die Mutter liegt nach wie vor im Wachkoma. Schwere Schicksalsschläge ereilen die Familie im Jahr 1998. Der Sohn, Ingeborgs ältestes Kind, nimmt sich das Leben. Noch Jahre danach graust es Ingeborg, wenn sie ein Martinshorn hört. Später wird sie sagen, dass es ein Segen war, wieder hören zu können, denn damit war ihr wenigstens ein Austausch mit anderen Menschen möglich. Im November desselben Jahres verstirbt die Mutter. Zur großen Trauer über diese Verluste kommt noch eine schwere Grippe, die Ingeborg sehr zusetzt.

Der Vater möchte ihr eine Freude machen und lädt sie zu einer Reise in die Türkei ein. Ingeborg fühlt sich der Situation nicht gewachsen, sie ist noch nie geflogen, gesundheitlich stark angeschlagen und auch der Arzt rät von der Reise ab. Sie traut sich nicht, die Reise abzusagen und fliegt. Es wird ein Fiasko: Der Vater trauert um seine kürzlich verstorbene Frau, Ingeborg um die Mutter. Hinzu kommt ein schwerer Brech-Durchfall, so dass von Erholung keine Rede sein kann.

»Manchmal hab ich gedacht, du kannst nie wieder lachen. Ich hab wirklich gedacht, in den Jahren, als auch unser Sohn gestorben ist, ich könnte nie wieder fröhlich sein. Ich hab gedacht, es geht nicht weiter.«

Es geht weiter! Ingeborg möchte nun wieder arbeiten und bewirbt sich bei verschiedenen Altenheimen. Aufgrund der Erfahrung bei der Pflege ihrer Mutter ist sie sicher, dass sie in diesem Bereich arbeiten möchte. Sie erhält Einladungen zu Vorstellungsgesprächen und entscheidet sich für ein Altenheim in der Nähe ihres Wohnorts. Sie besteht die halbjährige Probezeit, erhält zunächst einen befristeten, später einen festen Arbeitsvertrag. Die Arbeit mit den alten Menschen macht ihr Freude, aber dem permanenten Zeitdruck kann sie nicht standhalten. Die Stationsleitung gibt den Druck weiter und schikaniert das Personal. Ingeborg geht es zunehmend schlechter, nachts wird sie von Albträumen heimgesucht. In einem Gespräch mit der Pflegedienstleitung traut sich Ingeborg nicht, das Verhalten der Stationsleiterin als wesentliche Ursache für ihr Unbehagen zu benennen. Der feste Arbeitsvertrag ist bereits unterschrieben, aber Ingeborg entscheidet sich, die zweiwöchige Kündigungsfrist im Rahmen des befristeten Vertrags zu nutzen und die Stelle aufzugeben. Wichtig ist für Ingeborg die Erkenntnis, dass dieser Fehlschlag nicht von ihr verschuldet ist, sondern dass die Bedingungen sowohl für das Personal als auch für die Heimbewohner kaum verkraftbar sind.

Im Nachhinein erkennt Ingeborg den Stellenwert dieser Arbeit für die Bewältigung ihrer Trauer. *»Die Arbeit hat mir sehr geholfen. Ja, du warst abgelenkt, du kamst nicht mehr zum Nachdenken und so. Sonst hast du immer wieder gegrübelt. Und vor allem, ich konnte nächtelang nicht schlafen, das ist ja ganz normal. Also ich muss sagen, das hat mir sehr geholfen. Das war schon ganz gut. Das war zwar wahnsinniger Stress, aber das hat mir echt geholfen. Die neun Monate waren o.k., aber mehr hätte ich auch nicht geschafft.«*

In Ermangelung sozialrechtlicher Informationen und Kenntnisse unternimmt Ingeborg weiter nichts. Weder meldet sie sich arbeitslos noch beantragt sie eine Erwerbsminderungsrente.
Das Kapitel Erwerbsarbeit ist hiermit beendet.

Mitunter haben unangenehm scheinende Entwicklungen ungeahnte positive Auswirkungen! Ingeborg verfügt nun über mehr Zeit und freie Energien. An der MHH lernt sie andere CI-Träger kennen und wundert sich, wie schnell und einfach sich hier Kontakte ergeben. Sie besucht eine Schwerhörigengruppe, um dort über ihr CI zu informieren.

Sie beginnt, das Sommerfest und verschiedene Seminare der HCIG zu besuchen. Etwa zwei Jahre lang ist sie Mitglied dieser Schwerhörigengruppe, der auch ein, zwei andere CI-Träger angehören, bis sie feststellt, dass sie dort nicht vorfindet, was sie sucht. Sie wünscht sich eine Gruppe von CI-Trägern, um einen regeren und konkreteren Austausch zu finden. Mit einigen anderen trifft sie sich fortan zu Hause, wo die Idee reift, eine eigene CI-Selbsthilfegruppe zu gründen. Im Jahr 2003 ist es soweit: Eine Selbsthilfegruppe wird gegründet, Räumlichkeiten werden von einer Kirchengemeinde angeboten und Ingeborg übernimmt fortan die Leitung. Die Gruppe ist sehr aktiv, neben regelmäßigen Treffen werden auch öffentliche Aktionen durchgeführt, Referenten eingeladen. Alle Teilnehmer bringen sich ein und fühlen sich wohl in dieser Gemeinschaft. Ingeborgs Mann ist – ebenso wie andere hörende Partner – auch dabei. Er begleitet sie zu Seminaren und anderen Veranstaltungen in der CI-Szene, nicht etwa weil Ingeborg seiner Hilfe bedürfte, sondern weil er einfach dazugehört und selbst hier Freunde gewonnen hat.

Aus dem schüchternen Mädchen ist mittlerweile eine selbstbewusste Frau geworden.

»Ich kann jetzt wirklich auf die Leute zugehen, egal ob ich sie kenne oder nicht, ich kann mich in ein Gespräch einbringen, ich kann die einfach so ansprechen. Also ich hab auch keine Probleme mit Leuten, wo man sagen könnte, die stehen vielleicht ein Stückchen über dir, weil sie Professor sind oder so was. Ich kann wirklich mit jedem locker ein Gespräch führen. Hätte ich mir nie zugetraut. Ich kann mich vor versammelter Mannschaft hinstellen, dort eine Rede halten, eben wenn wir Aktionen haben und da sitzen dann 30, 40 fremde Leute im Saal, es macht mir nichts mehr aus. Das kann ich wirklich so sagen. Also das CI hat mein Leben wirklich unwahrscheinlich bereichert. Muss ich ganz ehrlich sagen. Ich kann mir gar nicht vorstellen, wie ich hätte weiterleben können, ohne zu hören.

Klar, natürlich hätte man weitergelebt, aber dann hätte irgendwie was ganz anderes passieren müssen. Also weiß ich nicht. Also ich kann's mir nicht vorstellen, muss ich ganz ehrlich sagen.«

Inzwischen hat Ingeborg den Antrag für ein zweites CI gestellt, und ihr sehnlichster Wunsch, bald Großmama zu werden, wird auch bald in Erfüllung gehen.

IV. Quintessenz

Zehn unterschiedliche Menschen mit ihren einzigartigen Biografien haben hier über ihr Leben berichtet, einige von ihnen haben eine Zeit lang gut gehört, andere sind von klein auf hörbehindert. Für die Betroffenen und auch für ihre Angehörigen spielt die starke Hörschädigung eine große Rolle, da sie ihnen eine Reihe von Einschränkungen auferlegt. Die Geschichten zeigen aber auch, dass die Hörschädigung nicht zwangsläufig immer das Zentrum allen Erlebens sein muss. Diejenigen, die ihr Gehör als Jugendliche oder Erwachsene verloren haben, erlebten diese Phase als schwere Krise. Mit dem physischen Verlust ging die Einbuße ihrer sozialen Rolle und damit zumindest ein Stück weit ihrer Identitätssicherheit einher. Trotz erlittener Schicksalsschläge haben die hier vorgestellten Menschen nicht resigniert, sondern alle Möglichkeiten und Ressourcen sowie den technischen Fortschritt genutzt und eine für sie optimale Versorgung gesucht. Wenngleich die Ergebnisse unterschiedlich sind, so profitieren doch alle von ihrem Cochlea-Implantat.

Eindrücklich wird dokumentiert, welche gravierenden Folgen – nicht zuletzt im Berufsleben – eine schwere Hörschädigung zeitigen kann. Vielfach hängt der Verbleib im Erwerbsleben von den Arbeitsinhalten und den Strukturen am Arbeitsplatz ab. Diejenigen, die erst als Erwachsene hochgradig schwerhörig wurden, bzw. bei denen die Hörschädigung bei der Berufswahl (noch) kein Thema war, hatten größere Schwierigkeiten bzw. mussten vorzeitig berentet werden. Den meisten jüngeren Interviewpartnern ist das CI eine große Unterstützung bei ihrer Schul- und Universitäts- und Berufsbildung.

Deutlich wird auch der große Einfluss des menschlichen Miteinanders auf die Befindlichkeit hörgeschädigter Menschen. Verständnis und Unterstützung erleichtern das Leben ungemein.

Die gesellschaftliche Akzeptanz von Menschen mit Behinderung schreitet langsam fort. In Deutschland hat die nationalsozialistische Politik der Ausgrenzung behinderter Menschen eine schwere Hypothek hinterlassen, alltägliche Diskriminierungen sind immer noch anzutreffen. Besonders schwer wiegt das fehlende Wissen über Hörschädigungen und ihre psychosozialen Begleit- und Folgeerscheinungen, bzw. über den richtigen Umgang mit hörgeschädigten Menschen. Dass sich hier ganz langsam Verbesserungen abzeichnen, ist dem Engagement Betroffener zu verdanken. Aus zahlreichen Äußerungen der Interviewpartner geht hervor, dass ein gegenseitiges Verständnis nötig ist. Verständnis für die hörgeschädigten Angehörigen, Freunde und Kollegen ist ebenso erforderlich wie das Verständnis der Hörgeschädigten für ihre hörenden Mitmenschen. Wenn beide sich in der Mitte der Brücke begegnen, ist die Voraussetzung für ein gleichberechtigtes Miteinander und für eine wirkliche Integration erfüllt.

Einige gängige Vorurteile werden eindeutig widerlegt: Weder kann bei hochgradig Schwerhörigen/Ertaubten und CI-Trägern von einer homogenen Gruppe gesprochen werden noch von einer geringeren Bildungsfähigkeit hörgeschädigter Menschen. Im Gegenteil, die Lebenswege und Bildungserfolge der hier vorgestellten CI-Träger sind so verschieden wie diejenigen gut hörender Menschen auch.

Danksagung

Ohne die vertrauensvolle Bereitschaft meiner Interviewpartnerinnen und -partner, mir ihre Lebensgeschichte zu erzählen, hätte dieses Buch nicht geschrieben werden können. Ihnen gebührt mein herzlicher Dank für das Vertrauen und die Zeit, die sie mir geschenkt haben.

Mein Dank gilt auch der Firma Advanced Bionics für die finanzielle und ideelle Unterstützung des Projekts; mit Walter Schmid und Lars Pohl standen mir anregende Diskussionspartner zur Seite, Andreas Gaedt stellte mir Texte und Bildmaterial zur Verfügung und lieferte mir Informationen zu technischen Fragestellungen. Nicht zuletzt haben mich persönliche Gespräche mit Mike Sundler, Geschäftsführer von Advanced Bionics Europa, zu diesem Projekt ermutigt. Mike Chorost hat mit seiner erfolgreichen Autobiografie als CI-Träger in den USA dazu beigetragen, dass Advanced Bionics ein Buch über das Leben von Menschen mit Cochlea-Implantat in Deutschland unterstützenswert fand. Ich danke Mike Chorost für die Motivation, dieses Projekt in Angriff zu nehmen.

Peter Strobel gestaltete den Umschlag des Buches und bearbeitete die Bilder. Geduldig und einfühlsam setzte er meine laienhaften Ideen in fotografische Professionalität um – eine Freundschaftsbezeugung, für die ich ihm sehr dankbar bin.

Natascha und Lysander Hembach waren so freundlich, ihre Geige für das Umschlagfoto zur Verfügung zu stellen. Auch ihnen gilt ein herzliches Dankeschön.

Jenny Kucera hat das teilweise schwierige Transkribieren der Tonbänder mit Bravour erledigt, dafür danke ich ihr ganz herzlich.

Meine Freundin Margret Metz hat als Erste das Manuskript gelesen und es auf Tipp- und Rechtschreibfehler durchforstet. Sie war mir während der Arbeit an diesem Buch eine wertvolle freundschaftliche Stütze, für die ich von Herzen dankbar bin.

Unterstützung und freundliche Worte habe ich auch von anderen Menschen erfahren dürfen, ihnen allen gebührt mein Dank.

Nicht zuletzt danke ich meiner Familie, die mir Zeit und Raum für dieses Buch gab und mich in jeder Hinsicht dabei unterstützt hat.

Methodenbeschreibung

Ziel dieses Buches war es, CI-Trägerinnen und -träger unterschiedlichen Alters und mit verschiedenen Hör- und Lebensbiografien zu Wort kommen zu lassen.

Im ersten Schritt habe ich mich mit einer kurzen Projektbeschreibung an CI-Träger gewandt und nach ihrer Bereitschaft, mit ihrer Geschichte zu dem Buch beizutragen, gefragt. Diejenigen, die sich einverstanden erklärten, erhielten einen standardisierten Fragebogen, in dem es um die Erhebung sozialbiografischer Daten (Alter, Beruf, Hörbiografie, Zeitpunkt der CI-Versorgung u.Ä.) ging.

Nach Terminabsprache wurden mit allen Befragten ca. zweistündige persönliche, narrative Einzelinterviews durchgeführt. Im Vorfeld unterzeichneten die Beteiligten eine Vereinbarung, in welcher die Interviewpartner die Einwilligung für die Tonbandaufnahme und deren Transkription gaben und die Autorin Vertraulichkeit zusicherte, insbesondere für die Bestandteile der Interviews, die während des Gesprächs als nicht zur Veröffentlichung freigegeben deklariert wurden. Außerdem blieb den Teilnehmern die Entscheidungsfreiheit, ob sie ihre Geschichte unter ihrem realen Namen oder unter Pseudonym veröffentlicht sehen möchten, und ob sie der Veröffentlichung von Fotos zustimmen.

Bei narrativen Interviews geht es darum, die Gesprächspartner frei erzählen zu lassen, wobei im vorliegenden Fall die Fokussierung auf das Leben als hörbehinderter Mensch vorgegeben war. Die Teilnehmer entscheiden bei dieser Methode selbst, was sie zum Zeitpunkt des Interviews wichtig und erzählenswert finden. Diese Vorgehensweise ermöglicht eine biografische Selbstdeutung der Befragten und wird den methodischen und ethischen Standards qualitativer Sozialforschung am besten gerecht.[35]

Die Interviews wurden auf Tonbandgerät aufgenommen, unmittelbar im Anschluss an die Gespräche von mir abgehört, anschließend von einer Schriftmittlerin wörtlich transkribiert, und in einem weiteren Arbeitsgang wurde das Transkript von mir mit der Bandaufnahme verglichen, um mögliche Fehler zu korrigieren. Dabei wurden auch Besonderheiten, wie z.B. Sprachmelodie, Betonung, Wiederholungen, traurige oder fröhliche Stimmlage, Lachen und Weinen etc. vermerkt.

Bis auf Julian – dessen Eltern beide während des Interviews zugegen waren – wurden alle Gespräche mit den Betroffenen allein geführt. Alle Zusammenkünfte fanden in ruhiger Umgebung statt.

Auf der Grundlage dieser Materialien wurden die in diesem Buch präsentierten Lebensgeschichten erstellt.

---

35 Lucius-Hoene, Deppermann, Arnulf, Rekonstruktion narrativer Identität, Wiesbaden 2004, S. 9.

Personenverzeichnis

v. Békésy, Georg, 1899–1972, Physiker und Physiologie formulierte die Wanderwellentheorie

Hase, Ulrich, Dr., Erziehungswissenschaftler, Leiter des Reha-Zentrums für Hörgeschädigte, Rendsburg 1983–1997, Landesbeauftragter für Menschen mit Behinderung des Landes Schleswig-Holstein seit 1997

v. Helmholz, Hermann, 1821–1894, Prof. für Medizin und Physik, formulierte 1863 die Theorie von der Tonotopie

Lehnhardt, Ernst, Prof. Dr. med. Direktor der HNO-Klinik der Medizinischen Hochschule Hannover von 1969–1993

Lenarz, Thomas, Prof. Dr. med., Direktor der HNO-Klinik der Medizinischen Hochschule Hannover seit 1993

Lesinski-Schiedat, Anke, Prof. Dr. med., HNO-Klinik der Medizinischen Hochschule Hannover

Neuburger, Jürgen, Dr. med., CI-Träger, HNO-Klinik der Medizinischen Hochschule Hannover

Rost, Urte, Dipl. Pädagogin, Hörzentrum der Medizinischen Hochschule Hannover

Schmid-Giovannini, Susanne, auditory-verbal Therapeutin, ehem. Lehrerin der Schule Meggen, Leiterin des Internationalen Beratungszentrums für Eltern hörgeschädigter Kinder, Meggen/Schweiz

Zeh, Roland, Dr. med., CI-Träger, Chefarzt der HNO-Abt. der Baum-rainklinik Bad Berleburg (bis 2006), Chefarzt der HNO-Abt. der Kaiserbergklinik Bad Nauheim (ab 10/2006)

Becker, Maryanne, Hörverlust und Identitätskrise, Dortmund 2003.

Chorost, Michael, Rebuilt, How Becoming Part Computer Made Me More Human, Boston, New York 2005.

Christl, Adelheid, Gestern hörend – heute taub, Die Situation ertaubter Erwachsener, Mainz 1997.

Claußen, Hartwig W., Das Putzsprechen – ein wichtiges sozialintegratives Verhalten, In: Hörgeschädigtenpädagogik 28:3 (1974), S. 174–161.

Eitner, Johannes, Zur Psychologie und Soziologie Hörbehinderter, Heidelberg 1996.

Erikson, Erik H., Identität und Lebenszyklus. Frankfurt/M. 2000 (18. Aufl.).

Fink, Verena, Schwerhörigkeit und Spätertaubung. Eine Untersuchung über Kommunikation und Alltag hörgeschädigter Menschen, Neuried 1995.

Finn, Robert u.a., Sound from silence, The Development of Cochlear Implants, The Path from Research to Human Benefit, National Academiy of Sciences, in Beyond Discovery, 1998.

Gaedt, Andreas, The Clarion Multi-Strategy Cochlear Implant, unveröffentl. Zusammenfassung eines Berichts über das Clarion-System von Dorcas K. Kessler, Advanced Bionics, Hannover 2004.

Goffman, Erving, Stigma, Über Techniken der Bewältigung beschädigter Identität, Frankfurt/M. 1975.

Hintermair, Manfred, Identität im Kontext von Hörschädigung, Hörgeschädigten Pädagogik, Beiheft 43, Heidelberg 1999.

Krug, Manfred, Charakter und Schwerhörigkeit, Hamburg 1993.

Lucius-Hoene, Gabriele, Deppermann, Arnulf, Rekonstruktion narrativer Identität, Ein Arbeitsbuch zur Analyse narrativer Interviews, Wiesbaden 2004 (2. Aufl.).

Rogers, C.R., Entwicklung der Persönlichkeit, Stuttgart 1979.

Wagner, Angelika C. Wagner, Über die Schwierigkeit aufzuhören, sich mit den Gedanken im Kreis zu drehen, in: Langer, Inghard (Hrsg.) Menschlichkeit und Wissenschaft, Festschrift zum 80. Geburtstag von Reinhard Tausch, Köln 2001, S. 385 ff.

Internet:

COMENIUS 2.1 AKTION Qualifikation von pädagogischen Fachkräften in der Hörgeschädigtenförderung (QESWHIC) Studienbrief 5 Monika Lehnhardt (2003).

Haberl, Karlo, Pythagoras – Alles ist Zahl, 2006, http.//freenet-homepage.de/mathelehrer/pythagoras

Heppner, Christian, Niedersachsen in den fünfziger Jahren: Ein schwerer Start im »Wirtschaftswunder«, www.nibis.de

Nowak, Werner, http://members.aol.com/wrnowak/private/welcome.htm